病理形成性练习

主编 陈 莉

科学出版社

北京

内 容 简 介

《病理形成性练习》是按照病理学教学目标而编制的一组练习题,全书包括:细胞、组织的适应和损伤、修复、局部血液循环障碍、炎症、肿瘤、心血管系统疾病、呼吸系统疾病、消化系统疾病、淋巴造血系统疾病、泌尿系统疾病、女性生殖系统和乳腺疾病、内分泌系统疾病、传染病、寄生虫病等十五个章节,并以附录的形式介绍了病理切片的制作过程、临床检验正常参考值和病理临床与新技术。本书的内容覆盖面大,内容全面,尽可能地覆盖了学习单元的知识点,全面检查学生对病理知识的认知能力,着重于实用性,让学生学会对病理标本与切片的规范化描述、绘图及对疾病的诊断与鉴别诊断。本书不仅适合医学院校本、专科学生使用,也适合相关人员参考。

图书在版编目(CIP)数据

病理形成性练习/陈莉主编. —北京:科学出版社,2004.1
21世纪高等医学院校教材
ISBN 978-7-03-012748-8

Ⅰ. 病… Ⅱ. 陈… Ⅲ. 病理学—医学院校—习题 Ⅳ. R36-44

中国版本图书馆 CIP 数据核字(2004)第 000466 号

责任编辑:吴茵杰   胡治国 / 责任校对:柏连海
责任印制:张   伟 / 封面设计:卢秋红

科 学 出 版 社 出版
北京东黄城根北街 16 号
邮政编码: 100717
http://www.sciencep.com

北京凌奇印刷有限责任公司 印刷
科学出版社发行   各地新华书店经销

*

2004 年 12 月第 一 版   开本:787×1092
2020 年 1 月第五次印刷   印张:5 3/4
字数: 123 000

定价:22.00元
(如有印装质量问题,我社负责调换)

《病理形成性练习》编委会

主　　编　陈　莉

副主编　曹晓蕾　季菊玲　王桂兰

编　　委　干振康　陆锦标　姚　婵　陆　鹏

前　言

　　本书是根据教学大纲要求,按教学设计理论的评价反馈原理编制的一组针对大体标本、病理切片的实践练习题。全书包括十五章与全国高等医学院校教材《病理学》配套,同时介绍病理实习课方法与注意事项、病理切片的制作、临床检验正常参考值和病理临床与新技术等内容。该练习册与实验指导不同的是全部内容必须由学生自己独立完成,包括对病理标本、病理切片的规范化描述,对主要病理变化的绘图,对主要疾病的诊断与鉴别诊断及课后英文原文的阅读,要求学生在规定的时间内掌握一定的病理知识,即做即评,能促使学生将抽象的理论知识和具体的形态学特征密切结合,是病理学课堂理论教学与实验教学的强化物,有利于学生朝着训练思维、灵活应用、培养能力的方向发展。适于医学院校本、专科学生使用。

陈　莉

2003 年 9 月

目　　录

实习课方法与注意事项

病理解剖学实习课主要通过多媒体、电视示教、大体标本和组织切片的观察、病例讨论、显微示教等直观的方法,观察疾病的病理变化。通过实习课的观察可以验证课堂讲授的理论知识,使理论与实践密切联系,加深感性认识,培养分析和解决问题的能力。

要上好实习课,必须注意以下几点:

(1) 课前应复习理论课内容及有关器官的正常组织学结构和解剖学关系。

(2) 大体标本观察:首先观察标本是哪一种脏器或组织,找出病变的部位。然后仔细观察病变区的特征,如大小、颜色、形状、质地及与周围组织的关系等,结合理论知识,确定病变的性质,做出病理诊断。

(3) 组织切片观察:应先用肉眼初步观察组织块的大小、数量,对整张切片应有粗略的了解。然后用低倍镜观察,从上至下,从左至右移动切片观察组织全貌,确定是何种组织,发现病变,观察病变的特征,明确它与周围组织的关系,对微细结构或特征性细胞用高倍镜观察,以进一步明确病变性质,最后做出病理诊断。必要时可用油镜观察。

(4) 病理绘图:要求针对典型病例绘图,注意细胞大小、比例、色彩,使之一目了然,图解文字要简明。

(5) 病例讨论:要预先作好发言提纲,理清思路,理论联系实际,培养严谨的学风,积极发言,大胆阐述自己的观点。

(6) 实验课上带教老师对学生应有问必答、有求必应、尽心尽力、尽职尽责,学生也应文明礼貌,团结协作,爱护标本与切片,要遵守纪律和实验秩序。上课穿工作服,不迟到、不早退,实习课完毕后应及时清点整理好切片、打扫教室,关好水、电、门、窗。

第一章 细胞、组织的适应和损伤

一、大体标本描述

1. 心脏萎缩(代 1-2)

   此为老年人的心脏,体积明显_____。

2. 子宫萎缩(代 1-14)

   此为老年人的子宫,体积明显_____,肌层中可见_____。

3. 肾盂积水(泌 3-3)

   肾脏体积_____,切面见肾盂肾盏_____,肾实质_____。

4. 高血压患者的心脏(心 5-1,心 5-8)

   心脏体积_____,切面见左心室肌壁_____,左心室腔_____。

5. 肾结核伴代偿性肥大(传 4-17)

   两侧肾脏_____侧大,_____侧小,表现为_____,体积大者属于_____,体积小者为_____,两侧输尿管_____,膀胱壁_____。病变发生的次序是_____。

6. 水样变性(混浊肿胀)(代 3-3)

   (1) 肾脏体积_____,包膜_____,颜色_____,边缘_____。

   (2) 切面见皮质_____,皮质与髓质分界_____。

7. 肝脂肪变性(代 4-1)

   (1) 肝脏纵切面,见体积_____,颜色_____,边缘_____,质地_____。

   (2) 另一块肝组织用苏丹Ⅲ染色,呈_____色。

8. 皮肤瘢痕组织玻璃样变性(修 4-1)

   皮肤创伤形成瘢痕,质地_____,切面_____。

9. 脾包膜玻璃样变性(代 2-1)

   脾脏体积_____,表面_____,包膜_____,又可称为_____。发生的可能机制_____。

10. 脾贫血性梗死(凝固性坏死)(循 6-6)

    坏死区组织凝固干燥,呈_____形,颜色_____,与周围组织分界_____。

11. 肺结核(干酪样坏死)(传 3-42)

    肺组织中见有坏死灶,质地_____,颜色_____,部分物质已脱落,坏死物像_____状。

12. 阿米巴肝脓肿(液化性坏死)(寄 1-4)

    在肝_____叶见有_____状坏死灶,坏死物质呈_____状,其原因为_____。

13. 手坏疽及足坏疽(代 9-1、代 9-2、代 9-4)

坏疽部分干涸皱缩,呈_____色。此坏疽可能原因_____。

二、组织切片描述

1. 肾水变性(颗粒变性)(代 1-3)

   镜下:(1) 肾近曲小管上皮细胞边界不清,胞浆内充满_____颗粒,该颗粒是哪
   种细胞器_____,为什么呈颗粒状_____。

   (2) 部分肾小管腔中可见_____。

   (3) 画图示意。

2. 肝脂肪变性(代 4-2,代 4-3)

   镜下:(1) 肝细胞呈广泛脂肪变性,在肝细胞浆内可见_____。

   (2) (代 4-2)脂肪变性以_____为主;(代 4-3)脂肪变性以
   _____为主。

   可能的原因是_____。

   (3) 画图示意。

3. 脾细动脉玻璃样变性(心 9)

   镜下:(1) 脾小体中央动脉管壁增厚,管腔狭小,增厚的管壁呈_____。提示哪
   种临床症状_____。

   (2) 画图示意。

4. 淋巴结干酪样坏死(传 15-2)

   镜下:(1) 淋巴结结构_____,干酪样坏死的特征为_____,坏死边缘可见
   到哪些细胞_____。

（2）画图示意。

5. 支气管鳞状上皮化生(呼9)

    镜下：（1）原支气管壁上皮为 _____，被 _____ 上皮取代，表现为 _____，其周围及支气管腔内伴有 _____，提示的临床情况 _____。

    （2）画图示意。

三、讨论

1. 用细胞水肿机制解释光镜改变。
2. 坏死与坏疽的关系。
3. 不同情况下横纹肌再生。

四、课外专业英语阅读《病理学考试指导》

1. Atrophy, Hypertrophy, Hyperplasia and metaplasia.
2. Apoptosis.

第二章　修　复

一、大体标本描述

1. 皮肤瘢痕组织玻璃样变性(修 4-1)

   皮肤创伤形成瘢痕,质地_____,切面_____。

2. 骨折愈合(修 2-1)

   其过程_____、_____、_____、_____,此骨折愈合过程中可出现何种病理情况_____,应如何预防_____。

3. 胸膜炎后胸膜粘连机化(炎 1-3,炎 1-4)

   胸膜_____层和_____层粘连,呈_____色,临床上出现_____症状,听诊_____。

4. 肺结核空洞形成(传 3-14)

   在肺_____叶见有空洞,空洞壁_____,其内_____。

二、组织切片描述

1. 肉芽组织(炎 13)

   镜下:(1) 肉芽组织的主要成分_____,其发生过程为_____,主要作用_____。

   　　　(2) 画图示意。

2. 皮肤瘢痕组织(修 12)

   镜下:在表皮下呈_____,其中细胞数_____,血管数_____,此即为瘢痕组织。

三、讨论

1. 人断臂再植手术后有关组织愈合过程。
2. 手灼伤后如何处理。
3. 瘢痕组织对机体的影响。

四、课外专业英语阅读《病理学考试指导》

1. Regeneration and wound healing.
2. Collagenization and wound strength.
3. Fibrosis.

第三章 局部血液循环障碍

一、大体标本描述

1. **脾慢性淤血**(循2-13)

   脾脏体积_____,颜色_____。可能的病因是_____。

2. **脾慢性淤血**(循6-2)

   (1) 脾脏切面,见散在分布的_____。

   (2) 另一标本用_____染色对照,含铁小结呈_____。

   (3) 脾包膜下有_____。

3. **肝慢性淤血**(循2-1)

   (1) 肝脏体积_____,质地_____。

   (2) 颜色_____,被膜_____。

   (3) 表面及切面可见槟榔肝的病变,表现为_____。

4. **下腔静脉血栓形成**(循3-1)

   下腔静脉管壁_____,腔内有_____,该栓子脱落可以栓塞到_____。

5. **下肢动脉血栓**(循4-2)

   在小动脉腔中可见_____,可引起_____临床表现。

6. **瘤细胞性栓塞**(循4-4)

7. **瘤细胞性栓塞**(循5-1)

8. **细菌性栓塞**(炎1-5)

   (1) 患者因_____引起细菌性栓塞,经_____入肺,形成_____。

   (2) 标本示肺表面散在有绿豆大灰黄色病灶,即_____。

9. **脾贫血性梗死**(循6-2)

   (1) 脾切面包膜下见_____形_____色坏死区,即梗死区。

   (2) 坏死区尖端向_____,周围为深黑色_____带,与周围组织分界_____。

10. **脾贫血性梗死**(循6-6)

    梗死灶呈_____形,_____色。

11. **肠出血性梗死**(循7-2)

    梗死肠管呈_____色,可能的病因为_____。

12. **病理讨论标本**(循4-1)

    (1) 观察标本是_____,_____、_____已剖开。

    (2) _____部位有异常物,为_____,呈_____形,_____色,表面_____。

二、组织切片描述

1. 肺慢性淤血(循1或循1-1)
   镜下:(1) 肺泡壁毛细血管_____,肺间质结缔组织_____。
   (2) 部分肺泡腔内见_____细胞,该细胞表现为_____,胞浆内有多量棕褐色_____颗粒,该细胞来源于_____,肺泡腔内还有_____。
   (3) 画图示意。

2. 肝慢性淤血(循2)
   镜下:(1) 肝窦腔_____,间质_____,肝细胞有_____改变。
   (2) 画图示意。

3. 肺褐色硬化(早期)(循1-3)
   镜下:(1) 肺泡壁毛细血管_____,肺泡腔内可见_____细胞,呈慢性肺淤血改变。
   (2) 肺间质_____。

4. 血栓(循3-4或3-5或3-1)
   肉眼:切片中有几处深红色物质即为血栓。
   镜下:(1) 结缔组织中见血管,腔内有血栓呈_____;其边缘附有_____;血栓与血管壁附着的部位有_____长入,称为_____;有些部位可见较大裂隙,由_____覆盖,腔内可见_____,称为_____。
   (2) 画图示意。

5. 瘤细胞栓塞(循8或09)
   镜下:在_____组织的间质_____管中见有_____栓塞。

6. 肺出血性梗死(循6或015)

　　镜下:肺组织结构_____,其中有大量_____,坏死组织边缘界限_____。

三、讨论

1. 器官淤血的后果。
2. 血栓形成条件。
3. 肺动脉栓塞引起死亡的机制。
4. 贫血性梗死与出血性梗死的区别。

四、课外专业英语阅读《病理学考试指导》

1. Hemorrhage.
2. Fat embolism.

第四章 炎 症

一、大体标本描述

1. 急性重型肝炎(消 10-1)

   肝脏体积＿＿＿＿＿,包膜＿＿＿＿＿,质地＿＿＿＿＿,颜色呈＿＿＿＿＿。

2. 绒毛心(炎 1-10,炎 1-11)

   剖开其心包腔,可见心外膜表面有＿＿＿＿＿色＿＿＿＿＿样渗出物附着。临床听诊可闻及＿＿＿＿＿。

3. 假膜性炎(传 2-1,2-2)(白喉)

   在咽喉部＿＿＿＿＿上有＿＿＿＿＿色＿＿＿＿＿样物质。根据假膜发生的部位可出现哪些临床症状＿＿＿＿＿。

4. 假膜性炎(传 10-1)(菌痢之结肠)

   结肠＿＿＿＿＿表面有＿＿＿＿＿色＿＿＿＿＿状假膜形成,假膜脱落后留下＿＿＿＿＿样溃疡。

5. 胸膜机化粘连(炎 1-3,4)

   在胸膜脏层与壁层之间见有＿＿＿＿＿物质,临床上可出现＿＿＿＿＿,听诊为＿＿＿＿＿。

6. 化脓性炎(炎 1-8)(脓胸)

   新生儿＿＿＿＿＿侧胸腔内有＿＿＿＿＿,覆盖于左肺表面。

7. 化脓性炎(炎 1-1)(输卵管积脓)

   (1) 输卵管斜切面见管腔中有＿＿＿＿＿。

   (2) 输卵管壁＿＿＿＿＿。

8. 出血性膀胱炎合并穿孔(炎 1-9)

   在膀胱＿＿＿＿＿区见有＿＿＿＿＿,并有·＿＿＿＿＿。

9. 增生性炎(炎 3-1,传 1-5)(肠系膜淋巴结肿大)

   正常肠系膜淋巴结＿＿＿＿＿,炎症时肠系膜淋巴结＿＿＿＿＿。

10. 增生性炎(炎 2-1)(肠息肉)

    结肠内膜面有一新生物呈＿＿＿＿＿。

二、组织切片描述

1. 嗜酸性粒细胞和淋巴细胞(亚急性阑尾炎)(炎 1-3)

   镜下:(1) 阑尾黏膜、黏膜下层及肌层呈＿＿＿＿＿,其中有大量＿＿＿＿＿和＿＿＿＿＿细胞浸润,前者是＿＿＿＿＿,后者是＿＿＿＿＿。

(2) 画图示意。

2. 中性粒细胞(肉芽组织)(炎 13)
　　镜下:(1) 中性粒细胞胞核呈 ＿＿＿＿＿＿＿ 色,分布呈 ＿＿＿＿＿＿＿ ,在部分血管中见有
　　　　　　＿＿＿＿＿＿＿ 现象。
　　　　(2) 画图示意。

3. 浆细胞(炎 010)
　　镜下:(1) 细胞呈 ＿＿＿＿＿＿＿ 形,核位于 ＿＿＿＿＿＿＿ ,染色质排列呈 ＿＿＿＿＿＿＿ ,核周有时可
　　　　　　见 ＿＿＿＿＿＿＿ ,胞浆 ＿＿＿＿＿＿＿ ,有时胞浆内有 ＿＿＿＿＿＿＿ 。
　　　　(2) 画图示意。

4. 巨噬细胞(炎 4-1)
　　镜下:(1) 巨噬细胞呈 ＿＿＿＿＿＿＿ ,来源于 ＿＿＿＿＿＿＿ 。
　　　　(2) 画图示意。

5. 多核巨细胞(炎 6)
　　镜下:(1) 该组织为臀部肌肉组织,多核巨细胞体积 ＿＿＿＿＿＿＿ ,核 ＿＿＿＿＿＿＿ ,胞浆中
　　　　　　常可见到 ＿＿＿＿＿＿＿ ,在该组织中有 ＿＿＿＿＿＿＿ 。
　　　　(2) 画图示意。

6. 结肠纤维素性炎(炎7或传7)

　　镜下:(1)肠黏膜见有_____渗出,呈_____状,其中有_____。

　　　　　(2)画图示意。

7. 阑尾蜂窝织炎(炎10-1)

　　镜下:(1)阑尾黏膜上皮部分呈_____。

　　　　　(2)其下各层血管_____,并可见_____现象。

　　　　　(3)间质_____,肌纤维呈_____。

　　　　　(4)间质中渗出的炎细胞以_____为主。

8. 扁桃体增生性炎(炎3)

　　镜下:(1)扁桃体滤泡增大,表现为_____扩大,间质中结缔组织_____。

　　　　　(2)间质血管_____,_____细胞浸润。

9. 感染性肉芽肿(结核结节)(传11)

　　镜下:(1)_____组织中见有散在结核结节。

　　　　　(2)结节中央有_____,其周围由_____、_____及_____围成。

　　　　　(3)画图示意。

三、讨论

1. 肺淤血或肺炎时出现肺水肿的机制有何不同,肺内液体有何区别?

2. 比较蜂窝织炎与脓肿。

3. 比较肉芽组织与肉芽肿。

4. 比较异物性肉芽肿和感染性肉芽肿。

5. 炎症的主要病理变化、临床表现和转归。

四、课外专业英语阅读《病理学考试指导》

Leukocytic exudation.

第五章 肿 瘤

一、大体标本描述

1. 脂肪瘤(瘤 8-25)

   肿瘤_____状,_____色,有包膜。

2. 子宫平滑肌瘤(瘤 1-31)

   子宫体积增大变形,可见大小不一多个圆形瘤结节,呈_____生长。

3. 肠腺瘤(消 8-3)

   肠腔中有腺瘤多个,呈_____状,故称_____。

4. 卵巢黏液性囊腺瘤(瘤 1-82)

   肿瘤切面呈_____,囊内有_____。

5. 卵巢纤维瘤(瘤 1-46)

   肿瘤呈_____,表面包膜_____,质地_____,切面呈_____。

6. 食指关节软骨瘤(瘤 12-6)

   肿瘤呈_____,可见包膜,切面_____色,半透明。

7. 颈部皮肤乳头状瘤(瘤 9-6)

   肿瘤表面为_____覆盖,有一蒂与颈部皮肤相连。

8. 头皮毛细血管瘤(瘤 8-7)

   头皮上可见花生米大小肿块,切面_____色,肿瘤表面有_____。

9. 葡萄胎(瘤 1-22)

   肿瘤组织呈_____。

10. 卵巢畸胎瘤(瘤 1-36)

    肿瘤组织呈_____状,其中有_____。

11. 手背鳞状上皮癌(瘤 9-3)

    拇指背侧见_____样_____色肿块,质地_____,呈_____生长。

12. 胃癌(瘤 37)

    胃小弯处可见直径_____的溃疡,边缘_____,底部_____。

13. 肾盂移行上皮癌(瘤 7-3)

    肾脏剖面见肾盂有_____状肿物,呈_____生长。

14. 乳腺癌(瘤 2-5)

    乳房剖面可见_____色癌组织,呈_____生长。

15. 脂肪肉瘤(瘤 8-20)

    瘤组织呈_____色,质地_____。

16. 肩背部皮下纤维肉瘤(瘤 8-13)

    瘤组织呈_____色,质地_____。

17. **乳腺癌伴淋巴结转移**(瘤 2-8)

　　乳腺切面上癌呈_____生长,其下方有几个淋巴结呈_____。

18. **肺转移性绒毛膜上皮癌**(瘤 1-3)

　　肺切面与表面呈_____,靠近表面结节中心_____,形成_____。

19. **大网膜转移性胃腺癌**(瘤 3-2)

　　癌组织块呈_____,属_____转移。

二、组织切片描述

1. **横纹肌肉瘤**(瘤 69)

　　镜下:(1) 肉瘤细胞排列_____,形态呈_____,胞浆_____,核呈_____,部分细胞核仁_____。

　　　　(2) 画图示意。

2. **肝细胞型肝癌**(瘤 18-1,瘤 18)

　　镜下:(1) 切片中嗜碱性染色增强的部分为癌组织,癌细胞呈_____样排列,癌细胞有明显异形性,表现为_____。

　　　　(2) 癌细胞条索之间可见_____样结构。

　　　　(3) 画图示意。

3. **子宫平滑肌瘤**(瘤 41-2)

　　镜下:(1) 肿瘤细胞分化良好,大小形状规则,核呈_____状,胞浆_____,细胞呈_____排列,由于肿瘤呈膨胀性生长,其周围的平滑肌形成_____。

　　　　(2) 画图示意。

4. 子宫平滑肌肉瘤(瘤 41)

　　镜下:(1) 瘤细胞分化较好者似平滑肌细胞。

　　　　　(2) 瘤细胞分化差者,大小 _____,形态 _____,核大,深染,可见
_____。

5. 纤维瘤(瘤 1-2)

　　镜下:瘤细胞呈 _____排列,核呈 _____,核分裂 _____。

6. 食管鳞状细胞癌(瘤 25-1)

　　镜下:(1) 食管鳞状上皮增生、癌变,突破基底膜,浸润深层。

　　　　　(2) 分化好的鳞癌形成 _____和 _____。

　　　　　(3) 癌巢周围为 _____、_____、_____等构成的肿瘤间质。

　　　　　(4) 画图示意。

7. 胃腺癌(瘤 8)

　　镜下:(1) 部分胃黏膜正常,部分黏膜及腺体被癌组织替代。

　　　　　(2) 癌组织呈 _____排列,癌细胞呈 _____状,有 _____,胞浆内可见
_____,有些腺腔内亦可见 _____。

8. 肺转移癌(呼 9)

　　镜下:(1) 在肺间质 _____管中,见有 _____细胞团,该细胞体积 _____,核
_____,核浆比例 _____,细胞之间有 _____结构。

　　　　　(2) 诊断正确命名 _____。

三、讨论

1. 比较炎性增生和肿瘤性增生。
2. 比较原位癌和浸润癌。
3. 良、恶性肿瘤的鉴别。
4. 癌与肉瘤的鉴别。

四、课外专业英语阅读《病理学考试指导》

1. Biology of tumor growth.
2. Tumor cell growth.

第六章　心血管系统疾病

一、大体标本描述

1. 正常心脏(其他 2-1)
   (1) 大小_____,重_____克左右,左室壁厚_____厘米,右室壁厚_____厘米,两心房厚_____厘米。
   (2) 心瓣膜及心内膜_____,腱索_____,乳头肌_____,各瓣膜口周径:二尖瓣为_____厘米,三尖瓣为_____厘米,主动脉瓣为_____厘米,肺动脉瓣为_____厘米。

2. 急性风湿性心脏病(心 1-1)
   (1) 左心房_____,心壁_____,二尖瓣瓣膜_____,其闭锁缘有_____。
   (2) 左室_____,室壁_____。
   (3) 心外膜_____。

3. 慢性风湿性心脏病(轻度)(心 1-3)
   已剖开心脏,左心房_____,心肌壁_____,二尖瓣瓣膜_____。

4. 慢性风湿性心脏病(中度)(心 1-4)
   二尖瓣_____,腱索_____,乳头肌_____,心腔_____,室壁_____。

5. 慢性风湿性心脏病(重度)(心 1-5)
   (1) 左心房_____、_____,二尖瓣_____,瓣膜口_____。
   (2) 主动脉瓣_____,瓣膜口_____。
   (3) 三尖瓣_____,瓣膜口_____,右心房_____。
   (4) 肺动脉瓣_____。

6. 肝淤血(循 2-1)
   肝体积_____,呈_____色,是_____心衰引起。临床可出现何种症状_____。

7. 肺淤血(循 8-1)
   肺_____,呈_____色,是_____心衰引起。临床可出现何种症状_____。

8. 急性细菌性心内膜炎(心 3-1)
   (1) 心脏二尖瓣见_____,呈_____色,质地_____。
   (2) 左心房、左心室_____。

9. 风湿性心脏病合并亚急性细菌性心内膜炎(心 1-2)
   心脏二尖瓣_____,左心房壁显示_____。

10. 高血压性心脏病(心 5-1)
    (1) 心脏重 430 克,心脏大于死者左拳。
    (2) 心腔_____,左心室_____,乳头肌_____。

（3）心脏表面冠状血管_____。

11．高血压性心脏病(心5-4)(横切面)

心脏明显_____，左心室壁_____，心腔_____。此种现象又称为_____。

12．高血压性心脏病合并主动脉粥样硬化(心5-2)

剖开的心脏见左心室壁_____，主动脉内膜面见_____。

13．高血压病之脑(脑出血)(心5-12)

（1）脑表面血管_____，脑基底动脉_____，管壁_____。

（2）右侧脑室可见_____，左侧脑室后侧可见_____。推测可能出现的临床表现_____。

14．高血压病原发性固缩肾(心5-10)

（1）肾体积_____，表面_____。

（2）切面_____。

（3）皮质与髓质交界处小动脉管壁_____，断端呈_____。

15．胸主动脉轻度粥样硬化(心8-1)

剖开的胸主动脉内膜可见_____，多分布于_____。为什么有这种分布特点_____。

16．腹主动脉中度粥样硬化(心8-10)

剖开的腹主动脉内膜可见_____。

17．腹主动脉重度粥样硬化(心8-5)

动脉内膜可见_____、_____及_____，整个动脉壁如_____。

18．心冠状动脉粥样硬化(心8-8)

心脏增大，心表面冠状动脉_____，壁_____，呈_____色。

19．心肌纤维化(心8)

此系由动脉粥样硬化导致的心肌梗死，梗死区见_____。此病变出现的意义为_____。

20．肾动脉硬化(心5-7)

肾体积_____，表面_____，肾切面皮髓质交界处可见肾动脉断端呈_____，管壁_____，临床上产生_____。

21．冠状动脉粥样硬化性心脏病(心7-2)

心脏增大，左室壁肌层厚_____，左室广泛梗死，梗死区形态_____。

二、组织切片描述

1．风湿性心肌炎(心2-4,心2-6)

镜下：（1）风湿小体：位于_____，呈_____形，风湿细胞分布于_____，其胞浆_____，核_____，核仁_____，似_____。

（2）纤维素样坏死，胶原纤维肿胀崩解呈_____状。

（3）心肌间质_____，血管_____，可见_____细胞浸润。

(4) 画图示意。

2. 高血压原发性固缩肾(心 5)

镜下:(1) 肾小球入球小动脉管壁 _____,呈 _____ 变性;发生的机制是 _____。

(2) 肾小球部分呈 _____ 变性,称为 _____,所属肾小管 _____,部分肾小球及其所属肾小管 _____。

(3) 间质 _____,伴 _____ 浸润。

(4) 画图示意。

3. 动脉粥样硬化(心 4)冠状动脉粥样硬化(心 7-1,心 7-2)

镜下:(1) 动脉内膜局灶性 _____,其下可见 _____ 形成的 _____,坏死灶中见有 _____ 细胞,该细胞来源于何种细胞 _____ 或 _____。

(2) 中膜、外膜 _____。

(3) 画图示意。

4. 心肌梗死(心 10)

镜下:(1) 梗死区心肌呈 _____ 坏死,整个坏死区染色 _____,心肌细胞胞浆 _____,核 _____。

(2) 梗死灶周围间质 _____ 细胞浸润,小血管 _____。

(3) 周边残留的心肌细胞 _____。

(4) 画图示意。

三、讨论

1．风湿性心脏病与 SBE 的比较。

2．慢性心瓣膜病变的后果。

3．高血压与动脉粥样硬化发生的关系及临床症状。

四、课外专业英语阅读《病理学考试指导》

1．Systemic hypertension heart disease.

2．Myocardial infarction.

第七章 呼吸系统疾病

一、大体标本描述

1. **大叶性肺炎**(呼 1-2)

   (1) 右肺中下叶体积_____,切面_____,质地_____。

   (2) 整个右肺各肺叶间相互_____,胸膜面失去_____,有_____渗出。

2. **左肺小叶性肺炎**(呼 2-1)

   左肺切面见_____,部分区域_____,质地_____。

3. **融合性小叶性肺炎**(呼 2-2)

   整个肺大叶可见_____,推测镜下大部分肺泡腔内_____,部分肺泡中则_____。

4. **间质性肺气肿**(呼 5-1)

   气体在_____下排列成_____。

5. **慢性阻塞性肺气肿**(呼 5-2)

   肺尖部见_____,囊壁_____。

6. **慢性支气管炎合并阻塞性肺气肿**(呼 5-3)

   肺内支气管壁_____,管腔_____,其周围肺组织_____。

7. **硅肺合并肺结核**(呼 3-1)

   左肺上叶可见_____,质地_____,左肺下叶可见_____,下部有_____的_____病变。

8. **肺源性心脏病**(心 6-1)

   右心室_____,右室壁厚_____(正常 2.5~3mm),左室壁厚_____(正常 9~12mm)。

9. **支气管扩张**(呼 4-4)

   标本为右下肺的一部分。切面见支气管_____,其周围因支气管反复炎症而_____。

10. **支气管扩张**(呼 4-7)

    右下叶部分肺组织支气管呈_____。

11. **肺癌**(瘤 10-9)

    右肺中叶见_____,周围还形成_____,切面_____色,质地_____,与转移性病灶如何区别_____。

12. **肺癌**(瘤 10-8)

    (1) 标本正面大支气管旁近肺门处见_____与气管相连,大体上属于_____型肺癌。

    (2) 肺边缘可见_____;支气管旁肺门处可见_____,与肺边缘所见病变间的关系_____。

(3) 标本反面可见_____,为_____。

13. 成骨肉瘤转移到肺(瘤12-3)

在肺表面和切面可见_____,特征性的形成_____,推测其转移途径_____。

二、组织切片描述

1. 大叶性肺炎(呼1-6,呼1-1)

镜下:(1) 肺组织广泛_____,肺泡壁毛细血管_____,肺泡腔内可见_____、_____、_____渗出。

(2) 此属_____期大叶性肺炎。

(3) 画图示意。

2. 小叶性肺炎(支气管肺炎)(呼2,呼2-2)

镜下:(1) 病灶分布以_____为中心,支气管壁黏膜上皮_____,管腔及其周围肺泡腔内可见_____、_____、_____等。

(2) 病灶间的肺泡呈_____,肺泡壁毛细血管_____。

(3) 画图示意。

3. 慢性支气管炎(呼9)

镜下:(1) 支气管和细支气管的管壁增厚和腔内有_____,其管壁肌层_____。

(2) 部分上皮发生_____;管壁杯状细胞_____。

(3) 腺体_____。

(4) 支气管周围肺泡间质呈_____。

(5) 画图示意。

4. 硅肺(呼 4-1)

　　镜下:(1) 肺组织中见大小不等的_____,结节内可见_____呈_____样排列。

　　(2) 硅结节周围可见_____沉积及_____细胞浸润。

　　(3) 肺间质_____。

　　(4) 画图示意。

5. 肺小细胞癌(燕麦细胞癌)(瘤 61)

　　镜下:(1) 癌细胞小,胞浆_____,核_____形,染色_____。

　　(2) 癌细胞分布_____,有时围绕_____形成_____,_____分隔。

　　(3) 小细胞癌具有_____功能,在电镜下可发现_____,此型癌恶性程度_____。

　　(4) 画图示意。

6. 鼻咽癌(瘤 21)

　　镜下:(1) 癌细胞分界_____,胞浆_____,核_____,核仁_____,核分裂象_____。

　　(2) 癌间质有_____细胞浸润。此癌属于_____分化癌,又可称为_____或_____。

　　(3) 画图示意。

三、讨论

1. 比较大叶性肺炎和小叶性肺炎。

2. 硅沉着肺为什么易并发肺结核。

3. 肺癌发生的有关病因,肺癌表现的症状及治疗的关键与措施。

4．呼吸系统常见疾病中痰质的比较。

四、课外专业英语阅读《病理学考试指导》

1．Lobar pneumonia．
2．Brochogenic carcinomas．

第八章　消化系统疾病

一、大体标本描述

1. 慢性萎缩性胃炎(消 14-1)

   部分胃黏膜皱襞_____,呈_____色,在胃镜下可见到黏膜下_____。

2. 慢性胃溃疡(消 1-1 或消 1-3)

   胃剖面见胃黏膜有_____,溃疡一侧_____,另一侧_____,底部_____。
   溃疡相应的浆膜面可见_____。

3. 十二指肠溃疡合并穿孔(消 1-6 或消 1-2)

   十二指肠上可见一个_____,已发生_____,临床可出现的症状是_____。

4. 慢性胃溃疡合并穿孔(消 1-5)

   胃小弯侧有_____,已发生_____。

5. 胃溃疡穿孔至胸腔及心包腔(消 1-7)

   胃小弯侧有_____,已发生_____。出现的临床症状是_____。

6. 阑尾粪石阻塞(消 5-1)

   阑尾明显_____,其中有_____阻塞,临床上出现的症状是_____。

7. 阑尾慢性炎(消 5-2)

   阑尾腔_____,壁_____,黏膜面可见_____。患者临床可表现为_____,
   处理原则_____。

8. 阑尾蛔虫阻塞(消 5-3)

   阑尾管腔内_____,临床症状_____,处理原则_____。

9. 急性重症型肝炎(消 10-4)

   肝脏体积_____,包膜_____,呈_____色。

10. 门脉性肝硬化(消 2-5 或消 2-7、消 2-8)

    肝脏体积_____,表面_____,质地_____,切面_____。

11. 坏死后性肝硬化(消 9-1、消 9-6 或消 9-7)

    肝脏体积_____,质地_____,表面_____,切面结节_____,纤维间隔
    _____。

12. 胆汁性肝硬化(消 2-17)

    肝脏体积_____,质地_____,呈_____色,表面_____。

13. 肝硬化引起脾肿大(循 2-6)

    脾脏体积_____,形成的机制是_____,临床可出现_____。

14. 肝硬化引起食管下端静脉曲张(消 5-8)

    食管下端可见_____,形成的机制是_____,临床可出现_____。

15. 肝硬化合并原发性肝癌(癌5-2)

　　肝切面可见_____和_____。

16. 原发性肝癌(弥漫型)(癌5-30)

　　肝脏切面_____色,呈_____。

17. 门脉性肝硬化合并巨块型肝癌(瘤5-34 或瘤5-3)

　　肝脏体积_____,切面见_____叶呈_____,整个肝脏可见_____。

18. 门脉性肝硬化合并结节型肝癌(瘤5-7)

　　肝脏体积_____,表面呈_____状,切面右叶可见_____,左叶可见_____。

19. 绒毛膜上皮癌转移到肝(瘤1-40 或瘤1-59)

　　肝表面可见_____,其中心有_____形成;肝切面亦可见_____。

20. 食管癌浅表型(瘤4-14)

　　食管黏膜面可见_____。

21. 食管癌溃疡型(瘤4-9)

　　食管黏膜上见有大小_____溃疡,溃疡边缘_____,溃疡底部_____。

22. 食管癌缩窄型(瘤4-5)

　　食管管壁_____,管腔_____,临床上易出现_____。

23. 食管癌蕈伞形(瘤4-17)

　　食管黏膜上见有_____。

24. 食管癌髓质型(瘤4-10)

　　食管黏膜上病灶表现为_____。

25. 胃癌(息肉型)(瘤3-3)

　　胃小弯侧见有_____病灶,病灶表面_____。

26. 胃癌(弥漫浸润型)(瘤3-1)

　　幽门部胃壁_____,黏膜皱襞_____,切面胃壁各层_____,又称为_____。

27. 胃癌(黏液癌)(瘤3-4 或瘤3-5)

　　次全切除剖开的胃,胃壁_____,切面显示癌组织呈_____,其中可见_____。

28. 胃癌(溃疡型)(瘤3-21)

　　胃小弯近幽门处有_____,边缘_____,底部_____。

29. 结肠癌(瘤60)

　　结肠黏膜面见有_____。

二、组织切片描述

1. 胃溃疡(消1-1 或消1-2)

　　肉眼:溃疡直径_____,呈_____状,肌层_____。

　　镜下:溃疡底部呈以下结构:

  (1) 表面为_____层:由_____和_____构成。

  (2) 其下为_____层:由_____构成。

  (3) 再下为_____层:由_____构成。

  (4) 底部为_____层:由_____构成。

  (5) 画图示意。

2. **慢性萎缩性胃炎(消7)**

  镜下:(1) 胃黏膜壁_____,固有腺体_____。

    (2) 胃腺体上皮细胞部分呈_____即_____化生。

    (3) 胃黏膜固有层中有_____浸润。

    (4) 画图示意。

3. **急性阑尾炎(炎 1-4)**

  镜下:(1) 阑尾黏膜部分_____。

    (2) 阑尾各层均有_____和_____浸润。

    (3) 黏膜下层和肌层明显_____。

    (4) 画图示意。

4. **慢性活动性肝炎(消 2-6)**

  镜下:(1) 肝细胞_____,胞浆_____,坏死特点为_____和_____。

    (2) 间质纤维组织_____。

    (3) 画图示意。

5. 急性重症肝炎(消3-6)

镜下:肝细胞坏死范围_____,小叶周边残留肝细胞_____,网状支架_____,小叶内及周边有炎症细胞浸润,以_____细胞为主,肝细胞再生_____。

6. 门脉性肝硬化(消3-1)

镜下:(1)肝小叶原有结构_____,为_____替代,形成_____结节,周围纤维组织_____。

(2)假小叶中肝细胞排列_____,肝细胞发生_____,中央静脉_____,门管区可见_____、_____、_____。

(3)画图示意。

7. 坏死后性肝硬化(消6-2)

病变与门脉性肝硬化大同小异,其区别在于:

镜下:(1)假小叶_____。

(2)结节间纤维组织间隔_____。

(3)结节中肝细胞_____。

(4)画图示意。

8. 肝细胞型肝癌(瘤18或瘤18-1或瘤18-2)

镜下:癌细胞呈_____,核_____,癌细胞间可有_____,有时癌细胞中可出现_____,后者情况说明癌细胞分化_____。

9. 胃腺癌(瘤8)

镜下:癌细胞排列呈_____,腺腔中有_____,癌细胞表现为_____,浸润在胃_____层。

10. 食管鳞状细胞癌(瘤25-1)

镜下:(1)癌细胞呈_____生长,其中央形成_____,浸润深度为_____,属于_____分化癌。

(2)画图示意。

三、讨论

1. 病毒性肝炎的病理变化。
2. 肝硬化门脉高压的机制及症状。
3. 胃良、恶性溃疡的鉴别。
4. 消化道早期癌与进展期癌的标准及常用检查方法。

四、课外专业英语阅读《病理学考试指导》

1. Cirrhosis.
2. Neoplasms of the Esophagus.

第九章　淋巴造血系统疾病

一、大体标本描述

1. 腹股沟淋巴结恶性淋巴瘤(瘤 8-27)
   腹股沟淋巴结体积_____,剖面呈_____。

2. 回盲部恶性淋巴瘤(瘤 6-18 或瘤 6-22)
   标本中可见肠黏膜无明显改变,黏膜下的肠壁组织为瘤组织代替。瘤组织切面呈_____。

3. 眼眶恶性淋巴瘤(瘤 15-2 或瘤 15-4)
   标本中央部圆球状物为眼球,眼球后方有淋巴瘤组织。淋巴瘤切面呈_____。

二、组织切片描述

1. 淋巴结反应性增生(090)
   镜下:(1) 淋巴结体积_____,滤泡数量_____,形状_____,界限_____。
   　　　(2) 生发中心_____,内有_____细胞,核分裂象_____,并有多数_____细胞出现。
   　　　(3) 画图示意。

2. 霍奇金淋巴瘤(019)
   镜下:(1) 淋巴结结构_____。
   　　　(2) 瘤组织内血管_____。
   　　　(3) 瘤细胞成分_____,可见_____细胞。
   　　　(4) 部分区域见纤维组织_____,此型属于_____。
   　　　(5) 画图示意。

三、讨论

1. 颈部淋巴结肿大可能的原因及病理变化。
2. 淋巴结反应性增生与淋巴瘤的鉴别。
3. 白血病主要的病理变化及常见类型。
4. 霍奇金病的常见病理变化。

四、课外专业英语阅读《病理学考试指导》

1. Cat Scratch Disease.
2. Chronic Lymphocytic Leukemia.

第十章 泌尿系统疾病

一、大体标本描述

1. 慢性肾小球肾炎急性发作(泌 2-1)
   (1) 肾脏体积_____,表面呈_____,包膜_____,切面可见皮质_____。
   (2) 该患者左心室的改变为_____。

2. 慢性肾盂肾炎(泌 5-1)
   (1) 肾脏体积_____,表面呈_____,包膜_____。
   (2) 切面见肾盂_____,肾实质_____。临床上可能出现哪些症状_____。

3. 膀胱之乳头状瘤(瘤 7-12)
   肿瘤呈_____状,颜色_____,有蒂与根部相连。临床上可能出现哪些症状_____。

4. 膀胱之移行上皮癌(瘤 7-9)
   膀胱的黏膜面可见肿瘤呈_____状,肿瘤根部同膀胱壁相连。

5. 病例讨论(泌 1-1)
   两侧肾脏体积_____,包膜_____,表面_____,颜色_____,切面见皮质_____。

二、组织切片描述

1. 急性肾小球肾炎(泌 1-3)
   镜下:(1) 肾小球体积_____,主要增生的细胞是_____,在毛细血管腔内和肾小球囊腔内可见_____细胞渗出。
   (2) 肾小管上皮细胞显示_____变性。
   (3) 肾间质_____。提示可能出现的临床表现_____。
   (4) 画图示意。

2. 慢性肾小球肾炎(泌 3-2 或 泌 3-1)
   镜下:(1) 病变肾小球呈_____,相应的肾小管_____,肾间质呈_____。
   (2) 部分肾小球呈_____,相应的肾小管_____。提示可能出现的临床表现_____。

(3) 画图示意。

3. 慢性肾盂肾炎伴肾小管灶性坏死(泌 3-3)

　镜下:(1) 肾盂黏膜_____;肾间质中纤维结缔组织_____,血管壁_____,_____细胞浸润。

　(2) 部分肾小管_____,肾小管腔内有_____。

　(3) 部分肾小球萎缩、纤维化、玻璃样变性,肾小球囊纤维增生;邻近肾小球_____。

　(4) 画图示意。

4. 膀胱移行上皮癌(瘤 46-1)

　镜下:(1) 肿瘤细胞排列如移行上皮,表面构成_____状,向下呈_____生长。

　(2) 部分细胞分化较差,排列紊乱,核_____,核膜_____。

　(3) 画图示意。

5. 肾癌(000006)

　镜下:(1) 瘤细胞主要以_____细胞为主,间质为_____。

　(2) 画图示意。

三、讨论

1. 急性肾小球肾炎和急性肾盂肾炎的区别。

2．急性和慢性肾小球肾炎的区别。

3．慢性肾小球肾炎的主要管型和蛋白的主要特点。

4．固缩肾可能发生的原因及病理变化。

5．肾炎与肾癌的区别。

四、课外专业英语阅读《病理学考试指导》

1．Clinical Manifestations of Reral Diseases．

2．Acute Proliferative Glomerulonephritis(GN)．

3．IgA Nephropathy．

第十一章　女性生殖系统和乳腺疾病

一、大体标本描述

1. 子宫颈癌(外生菜花型)(瘤 1-34,瘤 1-41,瘤 1-49)

   肿瘤呈_____生长,表现为_____,临床表现为_____,肿瘤诊断_____。

2. 子宫颈癌(内生浸润型)(瘤 1-35)

   子宫颈管的剖面可见_____新生物生长且向子宫体部蔓延。

3. 子宫体癌(瘤 1-39)

   子宫剖面可见癌肿浸润内膜及肌层,呈_____色,伴_____。

4. 乳房硬癌(瘤 2-5,瘤 2-8)

   (1) 乳房表面皮肤_____,乳头_____。

   (2) 乳房肿块切面呈_____色,与皮肤粘连并浸润周围组织。

5. 乳房软癌(瘤 2-2)

   (1) 乳房肿块凸出于皮肤表面呈_____状生长,表面有溃疡。

   (2) 乳房肿块切面可见肿块_____。

6. 乳头湿疹样癌(Paget 病)(瘤 2-4)

   乳头周围乳晕呈慢性湿疹状态,且趋于融合成肿块,颜色_____,
   表皮_____。

7. 乳房黏液癌(瘤 2-3)

   乳房下方可见一肿块,切面呈_____。

8. 葡萄胎(瘤 1-21,瘤 1-22)

   子宫腔_____,其中充满_____,临床表现为_____,临床化验室检查中可
   发现_____。

9. 恶性葡萄胎(瘤 1-17,瘤 1-18)

   子宫增大,宫腔内可见_____。

10. 绒毛膜上皮癌转移到肝(瘤 1-40)

    肝脏病灶表现为_____,分布于肝_____,结节中心_____,形成
    "癌脐"。

11. 绒毛膜上皮癌转移到肺(瘤 1-3)

    肺脏表面及切面均可见_____结节伴_____。临床出现哪
    些症状_____,实验室检查可发现_____。

12. 卵巢浆液性乳头状囊腺瘤(瘤 1-1)

    肿瘤约儿头大,呈_____状,取材时应注意_____。

13. 卵巢黏液性囊腺瘤(瘤 1-82)

    肿瘤表面_____,切面见_____。临床手术中应注意_____。

14. 卵巢囊性畸胎瘤(瘤1-36)

　　肿瘤约人头大,表面_____,切面囊腔内有_____。

15. 梅毒性扁平湿疣(传5-3)

　　外阴及肛门周围可见_____,此为第二期梅毒病变。

16. 梅毒性心脏病(心4-1)

　　(1) 心脏体积_____。

　　(2) 主动脉瓣_____。

　　(3) 瓣膜上方主动脉壁可见有_____。

17. 梅毒性心脏病(5-15)

　　心脏增大如牛心,主动脉内膜见_____。临床表现为_____。

二、组织切片描述

1. 宫颈鳞状细胞癌(瘤7-3,瘤7-4)

　　镜下(瘤7-3):

　　　　(1) 宫颈黏膜鳞状上皮_____呈移行过程。

　　　　(2) 癌细胞呈_____生长,在_____形成_____,其中间有红染角化物称为
　　　　　　_____,癌细胞形状呈_____,核_____。

　　　　(3) 画图示意。

　　镜下(瘤7-4):

　　　　(1) 子宫颈组织部分地区被覆柱状上皮,部分地区被覆鳞状上皮。

　　　　(2) 病灶呈_____,形成_____和_____,癌细胞呈_____
　　　　　　形,其间可见_____。间质中有_____细胞浸润,属_____分
　　　　　　化癌。

　　　　(3) 画图示意。

2. 乳房软癌(瘤13)

　　镜下:(1) 癌组织中癌细胞呈_____形状,癌间质为_____。

(2) 画图示意。

3. 乳房硬癌(瘤14)

　　镜下:(1) 癌细胞呈多角形,大小_____,核_____,部分癌细胞有排成_____之倾向。癌间质为_____。

　　　　　(2) 画图示意。

4. 浸润型导管癌(瘤30)

　　镜下:(1) 癌细胞在_____内生长,并浸润到_____,癌细胞呈_____,其中心有_____,间质_____。

　　　　　(2) 画图示意。

5. 葡萄胎(瘤11)

　　镜下:(1) 绒毛间质_____。

　　　　　(2) 绒毛之滋养叶细胞_____。

　　　　　(3) 画图示意。

6. 绒毛膜上皮癌(瘤9-3)

　　镜下:(1) 癌组织明显_____。

　　　　　(2) 癌细胞有_____种,即_____、_____。

　　　　　(3) 癌中没有_____、_____、_____。

　　　　　(4) 癌浸润在_____、_____。

　　　（5）画图示意。

7. 卵巢浆液性乳头状囊腺瘤（瘤 62）
　　镜下：（1）肿瘤为单房囊腔,囊壁可见_____,被覆_____上皮。
　　　　　（2）具有分泌现象,乳头间质_____。
　　　　　（3）画图示意。

三、讨论

1. 宫颈癌发生、发展的主要过程及病理变化。
2. 滋养叶细胞肿瘤的异同点。
3. 与乳腺癌发生有关的因素。
4. 乳腺癌常见的病理类型。
5. 晚期乳腺癌的临床表现。

四、课外专业英语阅读《病理学考试指导》

1. Carcinoma in situ.
2. Squamous cell carcinoma.
3. Teratoma.
4. Choriocarcinoma.

第十二章　内分泌系统疾病

一、大体标本描述

1. 弥漫性非毒性甲状腺肿(地方性甲状腺肿)(内1-4,内1-8)
   甲状腺_____,表面_____,部分呈_____状。切面部分结节发生
   _____等继发改变。与其发生的有关因素_____。

2. 弥漫性毒性甲状腺肿(甲状腺功能亢进)(内2-1)
   甲状腺体积_____,重量_____,切面呈_____。临床表现为_____。

3. 甲状腺癌(瘤60)
   肿瘤呈_____生长,临床放射性核素扫描常为_____。

二、组织切片描述

1. 弥漫性非毒性甲状腺肿(地方性甲状腺肿)(内1)
   镜下:(1) 甲状腺滤泡含大量胶质呈_____。
   (2) 甲状腺滤泡含少量或不含胶质时呈_____。
   (3) 滤泡上皮呈_____形。
   (4) 画图示意。

2. 弥漫性毒性甲状腺肿(内2)
   镜下:(1) 滤泡上皮呈_____。
   (2) 滤泡腔内_____。
   (3) 间质可见_____。
   (4) 部分滤泡的胶质较多,染色红,上皮呈扁平或立方,淋巴细胞可减少(治疗
       后的形态改变)。
   (5) 画图示意。

3．甲状腺癌(内 3)

　　镜下：(1) 肿瘤呈_____生长。

　　　　　(2) 瘤细胞表现为_____特征。

　　　　　(3) 肿瘤间质中有_____成分。

　　　　　(4) 画图示意。

三、讨论

1．弥漫性非毒性甲状腺肿和弥漫性毒性甲状腺肿各有何发病机制。

2．结节性甲状腺肿和甲状腺瘤的诊断及鉴别要点。

3．甲状腺癌的主要类型与病理特征。

四、课外专业英语阅读《病理学考试指导》

Pathogenesis of type I diabetes.

第十三章 传染病(上)

一、大体标本描述

1. 肺原发性结核(传 3-13)

   原发灶位于_____,大小_____,右侧肺门淋巴结_____,右侧胸膜_____。左右两肺可见_____的结核病灶。

2. 急性粟粒性肺结核(传 3-8)

   两肺表面及切面可见_____的结节。

3. 急性全身粟粒性结核之脾(传 4-9)

   脾切面可见分布____、大小_____、颜色_____的结节。

4. 亚急性血行播散型肺结核(3-16)

   两肺可见大小_____,分布_____,肺门淋巴结和支气管淋巴结_____。

5. 局灶型肺结核(传 3-28)

   (1) 肺尖部可见_____,大小_____,颜色_____,有包裹,与周围组织分界_____。

   (2) 整个肺叶可见沿支气管播散的粟粒样病灶。

6. 浸润型肺结核(传 3-3,传 3-43)

   肺切面可见一个边缘_____、颜色_____的病灶,位于_____。

7. 干酪性肺炎(传 3-25)

   结核病灶侵犯整个左肺下叶,颜色_____,质地_____。

8. 慢性纤维空洞型肺结核(传 3-20,传 3-15)

   a.(传 3-20):

   (1) 在肺尖部可见大小不等的空洞 3 个,洞壁_____,腔内有_____。临床上可能出现_____情况。

   (2) 肺叶内可见沿支气管播散的病灶,大小_____,颜色_____。

   (3) 肺间质及胸膜_____。

   b.(传 3-15):

   (1) 右肺上叶近肺尖处可见_____。

   (2) 空洞下见有支气管_____,周围肺组织_____。

   (3) 肺胸膜_____。

9. 肺硬化(传 3-23)

   肺剖面可见肺上叶纤维结缔组织_____,肺质地_____,胸膜_____,肺叶内也可见支气管播散病灶。

10. 结核性胸膜炎(传 3-5)

胸膜_____,胸腔内液体已流掉。

11. 结核球(传 3-38)

左肺上叶可见一结核病灶,大小____,病灶中心为_____,病灶周围为_____,病灶与周围组织界限_____,该病灶的意义_____,如何处理_____。

12. 肠结核(溃疡型)(传 4-26)

(1) 肠腔黏膜面可见溃疡,大小_____,溃疡长轴与肠长轴_____,边缘_____,底部_____。

(2) 溃疡相应的肠浆膜面可见_____。

(3) 肠系膜淋巴结_____。

13. 肠结核(增殖型)(传 4-33)

肠腔_____,肠壁_____,黏膜面有_____。

14. 附睾结核(传 4-8)

附睾与部分输精管表面呈_____,切面可见_____。

15. 胫骨结核(传 4-23)

胫骨上段于骨骺端骨质已经破坏,被_____代替。

16. 肾结核(传 4-13)

肾切面见肾实质_____,干酪样坏死脱落形成_____。结核直接播散可以累及哪些器官_____。

二、组织切片描述

1. 肺结核结节——增殖型肺结核(传 11,传 11-1)

镜下:(1) 结核结节主要由_____细胞组成,该细胞染色_____,胞浆_____色,细胞境界_____。

(2) 结核结节中还可见_____,该细胞体积_____,胞浆_____,胞核_____。

(3) 部分结核结节中央,呈____坏死,为无结构的伊红色小颗粒。

(4) 结节周围可见_____细胞浸润。

(5) 画图示意。

2. 淋巴结结核——变质性结核(传 15-1)

镜下:(1) 淋巴结结构_____,被_____所替代。

(2) 在干酪样坏死区旁可见少许_____细胞、_____细胞和_____细胞。

3. 肝粟粒性结核(传12)

镜下:肝小叶内可见＿＿＿＿＿,其大小＿＿＿＿,分布＿＿＿＿,系全身粟粒性结核病之肝。

4. 慢性肺结核空洞(传19-2)

镜下:(1) 从空洞壁由内向外分别为:①＿＿＿＿＿＿、②＿＿＿＿＿＿、③＿＿＿＿＿＿。

(2) 画图示意。

5. 干酪性肺炎——渗出性结核(传13)

镜下:(1) 肺组织结构仍存在,肺泡腔中可见＿＿＿＿＿＿。

(2) 部分肺组织中仍可见＿＿＿＿＿＿。

(3) 肺间质＿＿＿＿＿＿。

6. 结核样型麻风之皮肤(传22、传22-1)

镜下:(1) 真皮浅层及毛囊、汗腺附近均可见＿＿＿＿＿＿。

(2) 该结节中心有＿＿＿＿＿＿细胞,周围有＿＿＿＿＿＿细胞。

7. 瘤型麻风之皮肤(传21-2、传21-3)

镜下:(1) 表皮＿＿＿＿＿＿,上皮脚＿＿＿＿＿＿。

(2) 真皮内毛囊、汗腺、皮脂腺周围有许多＿＿＿＿＿＿细胞浸润。

(3) 表皮和真皮之间出现＿＿＿＿＿＿。

三、讨论

1. 原发性肺结核和继发性肺结核的区别。

2. 各型继发性肺结核的相互联系。

3. 结核结节和结核样结节的区别。

4. 瘤型麻风和结核样型麻风的比较。

四、课外专业英语阅读《病理学考试指导》

1. Pulmonary Tuberculosis.

2. Primary Pulmonary Tuberculosis.

3. Secondary Pulmonary Tuberculosis.

第十四章　传染病(下)

一、大体标本描述

1. 回肠伤寒病(髓样肿胀期)(传1-7)

   (1) 整个回肠及孤立淋巴小结_____,隆起于表面呈_____状,有的与结肠的长轴_____。

   (2) 部分淋巴小结表面发生_____,表示病变已进入_____期。

2. 伤寒肠系膜淋巴结肿大(传1-5)

   肠系膜淋巴结_____,大小_____。为什么伤寒病引起淋巴结症状_____。

3. 细菌性痢疾之肠(炎1-2)

   肠黏膜表面可见_____被覆,部分表面形成_____的溃疡,实验室粪检可见_____。

4. 流脑(传2-7)

   脑侧面标本,脑沟内见_____。脑回_____,脑沟_____,脑膜血管_____。临床上可出现_____。

5. 脑积水(传2-4)

   (1) 两侧脑室_____。

   (2) 脑室周围脑实质_____,临床上可出现_____。

6. 流行性乙型脑炎(传2-3)

   脑体积____,脑回____,脑沟____,脑表面血管_____,_____炎性渗出物。

二、组织切片描述

1. 伤寒之肠(髓样肿胀期)(传6-2或传6)

   镜下:(1) 回肠黏膜下淋巴滤泡_____。

   　　　(2) 增生的巨噬细胞形态特征:体积____,胞浆_____,核_____,胞浆内可见_____,这种细胞称为_____。

   　　　(3) 画图示意。

2. 细菌性痢疾(传7-1)

   镜下:(1) 肠黏膜缺损,表面_____渗出,混有_____、_____,形成假膜。

x

（2）黏膜下层及肌层_____。

（3）画图示意。

3. 流行性脑脊髓膜炎(传8)

    镜下：(1) 蛛网膜下腔_____，脑膜_____，脑实质_____。

        (2) 画图示意。

4. 流行性乙型脑炎(传1-1,传1-2,传1-3)

    镜下：(1) 神经细胞_____。噬神经细胞现象：_____。

        (2) 胶质细胞聚集成堆,形成_____。

        (3) 部分血管周围可见_____作袖套状浸润,称为_____。

        (4) 部分脑组织坏死,形成_____。

        (5) 画图示意。

5. 脊髓灰质炎(传2-1)

    肉眼：切片左侧一裂隙为脊髓正中裂。

    镜下：(1) 前角运动神经元_____。

        (2) 血管_____,其周围有_____。

        (3) 神经胶质细胞_____。

三、讨论

1. 描述肠道伤寒的病理变化与临床联系。

2. 流脑和乙脑的比较。

四、课外专业英语阅读《病理学考试指导》

1．Acute Pyogenic Meningitis.
2．Brain Abscess.
3．Subdural Hematoma.

第十五章　寄 生 虫 病

一、大体标本描述

1. 阿米巴痢疾之肠(寄1-6,寄1-9)

   (1) 结肠黏膜表面可见_____的溃疡,溃疡较深,其切面上呈_____。

   (2) 溃疡间黏膜_____。

2. 阿米巴肝脓肿(寄1-4)

   肝切面见部分肝组织已发生_____坏死,形成两个较大_____,发生肝细胞这种坏死的机制是_____。

3. 早期血吸虫病之肝(寄2-13)

   肝表面可见许多结节,大小_____,颜色_____。

4. 晚期血吸虫病之肝(寄2-4)

   肝表面可见____的结节,质地____,切面可见_____。

5. 淋巴结丝虫病(寄4-2)

   淋巴结肿大,切面可见淋巴窦_____,窦壁_____,中间可见多条丝虫虫体。

6. 阴茎象皮肿(寄4-1)

   阴茎头部皮肤____,形成_____,发生的原因是_____。

二、组织切片描述

1. 阿米巴痢疾之肠(寄3-3或寄3-2、寄3-4)

   镜下:(1) 肠黏膜上形成潜行性溃疡,溃疡底为_____,在正常与坏死组织交界处可见_____。

   (2) 阿米巴滋养体周围有_____。阿米巴滋养体形状_____,核_____,胞浆_____,胞浆内可见_____。

   (3) 画图示意。

2. 血吸虫病之阑尾(寄4-2)

   镜下:(1) 阑尾各层中均见有虫卵沉着,以_____层尤为明显,并形成_____。

   (2) 大部分虫卵已死亡、钙化,切片中呈_____色。

3. 血吸虫病之肝(寄 5-2)。

　　镜下：(1) 肝小叶结构_____。

　　　　　(2) 汇管区可见"嗜酸性脓肿"和"假结核结节"形成。

　　　　　(3) 嗜酸性脓肿：_____。

　　　　　(4) 假结核结节：_____。

　　　　　(5) 画图示意。

4. 丝虫病之淋巴结(寄 6-1)

　　镜下：切片中间部分可见一条红染的丝虫虫体,周围被_____细胞包裹,形成

　　　　　_____。

三、讨论

1. 肠道溃疡性病变的比较。

2. 血吸虫性肝硬化与门脉性肝硬化的比较。

3. 试描述与诊断(传 6-1)切片。

四、课外专业英语阅读《病理学考试指导》

1. Schistosomiasis Morphology.

2. Amebiasis Morphology.

附录一　切片的制作过程

（一）取材

用手术刀或其他取材刀切取组织时避免取材刀来回拖拉,避免使用有齿镊。将组织按最大直径平行多条切开,观察病变组织与周围组织的关系,特别是取肿瘤组织标本时应该取肿瘤组织、瘤与非瘤交界处组织及手术切缘或管道断端,寻找切取淋巴结,钙化组织与骨组织应脱钙处理,结核病变应加长固定时间,切取不同部位的组织应分别编号与标记。取病灶组织块厚薄要均匀,一般为 1.5cm×2cm×0.2cm。较容易发脆的组织如甲状腺、血块、淋巴结等可适当厚一点儿,在切取纤维组织、肌肉组织时应注意纤维及肌肉的走向,取材时尽可能按纤维平行走向切取为佳,小组织如胃黏膜、肾活检组织、肝活检组织等应用滤纸包裹或用伊红标记。

（二）固定

组织离体后必须及时固定,固定液的量应为组织体积的 10 倍以上。最常用的固定液为 10％中性甲醛溶液,其余还有 Zenker、Bouin 等,其渗透组织能力为 1mm/h,大标本一般需6～12 小时,小标本一般需3～6 小时。大标本在新鲜时取0.2～0.3cm 厚,待固定后再修整为 1.5cm×1.5cm×0.2～0.3cm。胃肠等腔道器官应剪开,用大头针钉在硬纸板上,面朝下固定,肺固定时其上应加上脱脂棉。固定标本不能冻存。

（三）水洗

固定后水洗视组织大小而不限制时间,对需作免疫组化的组织不应忽视将固定液甲醛尽量洗脱以使组织后续染色鲜明。

（四）脱水和透明

大标本脱水时间(室温 18℃),从 70％乙醇溶液开始,经 75％、80％、85％、90％、95％、95％,每次2～3 小时,无水乙醇两道,0.5～1 小时。室温增加时可适当缩短时间。胃肠、宫颈等活检小块组织只需80％～100％乙醇溶液各30～45 分钟。脱水后,用两道二甲苯使组织透明,每道各30～40 分钟。

（五）浸蜡

组织透明后,在熔化的石蜡内浸渍,蜡的熔点在 52～56℃之间,可视具体情况而定,室温低,用稍低熔点蜡;室温高,应用高熔点硬蜡。浸蜡温度控制在 60～62℃左右,每道1.5～2 小时,共两道,总浸蜡时间不宜超过 4 小时。

（六）包埋

最常用的是石蜡包埋法,先将熔化的石蜡倒入包埋框,用加温的镊子将浸蜡的组织块放入,首先注意有无特殊包埋面(如胃黏膜表皮痣等)用镊子轻压组织块拱起部分,使之平贴于底部,包埋面要平整,通常采用组织的最大面包埋。小块多颗组织尽量放在一起,聚集平铺,并保证在一个平面上。蜡的熔点应在58~62℃之间。需要注意的是部分组织有特殊包埋面的要求,如:①黏膜组织、皮肤、分层组织等应使各组织层次平铺于包埋面,使切片时各层都可切到。②同时包埋多个组织块,应做好标记,使大小组织块的最大切面在同一包埋平面上。包埋完毕,蜡块稍凝后,用冷水冲洗,待其凝固,取出蜡块,修整切面,置冰室冷冻使之加速凝固。

(七)切片

首先需修理蜡块,切去标本周围过多的蜡,然后将修好的蜡块放入冰箱冷却。首先进行粗切,刀刃与蜡块表面是 5°夹角,切片厚度大约在 $50\sim100\mu m$ 之间,至组织全部暴露后才进行细切。切片时用力均匀、柔和、均速。切片厚度一般为 $4\sim6\mu m$,切下的蜡块要求完整、薄、均匀。其片膜大小形状应与组织块一致。切出蜡片后,用毛笔轻轻托起,正面向上铺在温水中(水温应低于蜡熔点 $10\sim12℃$)。夏天切片应准备些冰块,以冷却蜡块与刀片。

(八)展片与捞片

展片水温应在 $42\sim45℃$ 之间。捞片时载玻片应干净,选择完整、无皱褶的蜡片,贴覆于玻片 $1/3$ 处,皮肤组织表面向上,胃肠等应将浆膜面向上铺片。

(九)烤片和脱蜡

一般在 60℃的温箱内烤片 $0.5\sim1$ 小时左右,血凝块、皮肤组织应及时烤片,脑组织应待晾干后烤片。脱蜡经二甲苯两道,分别 20 分钟和 15 分钟,无水乙醇 $5\sim10$ 分钟,95%、90%、85%乙醇溶液各 2 分钟,自来水洗 2 分钟。

(十)H-E 染色

苏木精染色时间一般为 $1\sim5$ 分钟,经水略洗 1 分钟,用 1%盐酸乙醇溶液分化 20 秒,充分水洗 10 分钟,可用自来水或弱碱液(稀氨溶液 1%反蓝 30 秒)蓝化并流水冲洗 5 分钟以上,最后入伊红复染 1 分钟左右(视温度与染液的新鲜程度而定),水洗至清。

(十一)脱水和封片

脱水时,80%乙醇溶液一道,85%、90%、95%各两道,各 1 分钟,无水两道各 2 分钟,二甲苯三道各 2 分钟,随后用中性树胶封固,盖上盖玻片,不能留有气泡,封片时不能对切片呼气,最后粘贴标签,做好标记。

(十二)判断标准

一张好的石蜡 H-E 染色切片应具备的条件:
(1)切片完整,厚度 $4\sim6\mu m$,厚薄均匀,无皱褶、无刀痕。
(2)染色核浆分明,红蓝适度,透明洁净。
(3)封片美观。

附录二 临床检验正常参考值

(一) 血液学检查项目

序　号	检查项目	参考值
1.	血红蛋白(Hb 或 HGB)	男 120~160g/L
		女 110~150g/L
		新生儿 170~200g/L
2.	红细胞(RBC)	男 $(4~5.5)×10^{12}$/L(400~550 万/μl)
		女 $(3.5~5.0)×10^{12}$/L(350~500 万/μl)
		新生儿 $(6~7)×10^{12}$/L(600~700 万/μl)
3.	白细胞(WBC)	成人 $(4~10)×10^9$/L(4000~10 000/μl)
		儿童 $(5~12)×10^9$/L(5000~12 000/μl)
		新生儿 $(15~20)×10^9$/L(15 000~20 000/μl)
4.	白细胞分类(DC)	
	中性粒细胞	
	杆状核	0.01~0.05(1%~5%)
	分叶核	0.50~0.70(50%~70%)
	嗜酸性粒细胞	0.005~0.05(0.5%~5%)
	嗜碱性粒细胞	0~0.01(0~1%)
	淋巴细胞	0.2~0.4(20%~40%)
	单核细胞	0.03~0.08(3%~8%)
5.	嗜酸性粒细胞计数(EOS)	$(50~300)×10^6$/L(50~300/μl)
6.	血细胞比容(HCT)	男 0.42~0.49L/L((42%~49%)
		女 0.37~0.43L/L(37%~43%)
7.	平均红细胞体积(MCV)	82~95fl
8.	平均细胞血红蛋白含量(MCH)	27~31pg
9.	平均红细胞血红蛋白浓度(MCHC)	320~360g/L
10.	红细胞体积分布宽度(RDW)	<0.15(<15%)
11.	红细胞沉降率(ESR)	男<15mm/60min
		女<20mm/60min
12.	网织红细胞(RC)	成人 0.005~0.015(0.5%~1.5%)
	百分计数	新生儿 0.03~0.06(3%~6%)
	绝对计数	$(24~84)×10^9$/L(2.4 万~8.4 万/μl)
13.	嗜碱性彩红细胞计数	<0.01%(<100~106 红细胞)
14.	出血时间(BT)	
	测定器法	$(6.88±2.08)$min
	Duke 法	1~3min

序　号	检查项目	参考值
15.	血小板计数(PLT)	
	目视计数法	$(100\sim300)\times10^9$/L$(10\sim30$万$/\mu l)$
	仪器计数法	$(109.6\sim361.8)\times10^9$/L
16.	平均血小板体积(MPV)	$9.4\sim12.5$fl
17.	血小板比积(PCT)	男 0.108%～0.272%
		女 0.114%～0.282%
18.	血小板体积分布宽度(PDW)	15.5%～18.1%
19.	血小板黏附试验(PAdt)	
	玻珠柱法	62.5%±8.6%
	玻璃滤器法	31.9%±10.9%
20.	血小板聚集试验(PAPT)	ADP 浓度为 6×10^{-6}mol/L 时,MAT(最大聚集率%):
		35.2%±13.5% 坡度:63.9±22.2 度
21.	血小板释放试验	
	血浆 B-血小板球蛋白(B-TG)	(16.4 ± 9.8)ng/ml
	血小板第 4 因子(PF4)	(3.2 ± 2.3)ng/ml
22.	全血凝固时间(CT)	
	试管法	$4\sim12$min
	硅管法	$15\sim30$min
	塑料管法	$10\sim19$min
23.	活血部分凝血活酶时间测定(APTT)	男 37±3.3s(31.5～43.5s)
		女 37.5±2.8s(32～43s)
24.	血浆凝血酶原时间测定(PT,一期法)	比值为 0.82～1.15
25.	肝促凝血酶原激酶试验(HPT)	90.6%±13.4%(63.8%～117.4%)
26.	蝰蛇毒时间测定(RVVT)	$13\sim14$s
27.	凝血因子Ⅷ(Ⅷ:C)活性(一期法)	103%±25.7%
28.	凝血因子Ⅸ(Ⅸ:C)活性(一期法)	98.1%±30.4%
29.	凝血因子Ⅺ(Ⅺ:C)活性(一期法)	100%±18.4%
30.	凝血因子Ⅻ(Ⅻ:C)活性(一期法)	92.4%±20.7%
31.	凝血因子Ⅱ(Ⅱ:C)活性(发色底物法)	$150\sim200\mu$g/ml
32.	凝血因子Ⅱ抗原(Ⅱ:Ag 免疫火箭电泳法)	98.5%±15.5%
33.	凝血因子Ⅷ:C 抗原(Ⅷ:CAg 免疫火箭电泳法)	96.5%±28.3%
34.	抗凝血酶Ⅲ抗原(ATⅢAg,免疫火箭电泳法)	(290 ± 30.2)mg/L
35.	抗凝血酶Ⅲ活性(ATⅢ:C,凝胶空斑法)	90.3%±13.2%
36.	蛋白 C 抗原(PC:Ag,免疫火箭电泳法)	102.5%±20.1%
37.	蛋白 C 活性(PC:A,发色底物法)	100.24%±13.18%
38.	优球蛋白溶解时间(ELT,加钙法)	>120min
39.	组织纤溶酶原激活物(t-PA:A,发色底物法)	1.9±0.71U/ml

续表

序 号	检查项目	参 考 值
40.	纤溶酶原活性(PLG:A,发色底物法)	94.5%±9.0%
41.	纤溶酶原激活抑制物活性(PAI:A,发色底物法)	(6.4±2.6)U/m
42.	α₂纤溶酶抑制物活性(α-PI:A)	0.8~1.2 抑制单位/ml
43.	D-二聚体(ELISA 法)	<400μg/L
44.	凝血酶时间(TT)	超过正常对照 3s 以上者为异常
45.	蕲蛇酶时间(AT)	14.8±1.5s
46.	红细胞渗透脆性试验	
	开始溶血	4.2~4.6g/L(71.8~78.6mmol/L)
	完全溶血	3.2~3.4g/L(54.7~58.1mmol/L)
47.	血红蛋白 H 包涵体(HbH)	0~5%
48.	高铁血红蛋白还原试验	>75%
49.	红细胞谷胱甘肽(GSH)含量	(2230±350)μmol/L 压积红细胞
		(690±110)mg/L 压积红细胞
		(6.57±1.04)μmol/gHb
50.	HbF 碱变性试验	成人:1.0%~3.1%
		新生儿:55%~85%
51.	血浆游离血红蛋白	<40mg/L
52.	丙酮酸激酶活力	1.2~2.2U/ml 红细胞(37℃)
53.	血清结合珠蛋白(Hp)	(731±420)mg/L
54.	骨髓有核细胞计数	(10~180)×10⁹/L
55.	骨髓巨核细胞计数	7~35 个/单位面积
	原巨核细胞	0
	幼巨核细胞	0~0.05(0.5%)
	颗粒型巨核细胞	0.10~0.27(10%~27%)
	产板型巨型巨核细胞	0.44~0.60(44%~60%)
	裸核型巨核细胞	0.08~0.30(8%~30%)

(二) 尿液检查

一般性状	
尿液颜色	淡黄色
尿透明度	清
尿酸碱度(尿 pH 值)	一般为酸性
尿比重	1.015~1.025
显微镜检查	
红细胞	男:0,女:0~2(高倍视野)
白细胞	男:0~3,女:0~5(高倍视野)
透明管型	无或偶见

化学检查

蛋白	阴性
糖	阴性
酮体	阴性
尿胆元	1:20 以下(定性)； <8 毫克%(定量)
胆红素	阴性

（三）常用生化检验参考值

外文缩写	项　目	参考值	备　注
T.BIL	总胆红素	1.6~24μmol/L	
D.BIL	直接胆红素	0~10.0μmol/L	
GPT、ALT	谷丙转氨酶	5~40U/L	37℃速率法
GOT、AST	谷草转氨酶	5~40U/L	37℃速率法
AKP、ALP	碱性磷酸酶	26~112U/L	37℃速率法
GGT、γ-GT	谷氨酰转肽酶	5.0~50U/L	37℃速率法
LDH-L	乳酸脱氢酶	50~285U/L	37℃速率法
TP	总蛋白	60~82g/L	
ALB	白蛋白	35~55g/L	
GLO	球蛋白	15~35g/L	
A/G	白蛋白/球蛋白	1.2~2.5:1	
CK、CPK	肌酸磷酸激酶	20~175U/L	37℃速率法
HBDH	α-羟丁酸脱氢酶	80~165U/L	37℃速率法
CH	总胆固醇	2.9~6.2mmol/L	酶法
TG	三酰甘油	0.3~1.8mmol/L	酶法
BUN	血清尿素氮	2.3~7.8mmol/L	速率法
Crea、Cr	血清肌酐	40~133μmol/L	苦味酸速率法
UA	尿酸	成人149~420μmol/l 儿童155~357μmol/L	酶法
GLU	血糖	2.8~6.3mmol/L	酶法
APO-A1	载脂蛋白A	1.04~2.25mmol/L	
APO-B	载脂蛋白B	0.6~1.33mmol/L	
CO$_2$-CP	二氧化碳结合力	成人20~29mmol/L 儿童18~27mmol/L	
K$^+$	血清钾	3.5~5.6mmol/L	
Na$^+$	血清钠	134~146mmol/L	

外文缩写	项　目	参 考 值	备　注
Cl⁻	血清氯化物	96~108mmol/L	
Ca²⁺	血清钙	成人 2.1~2.6mmol/L 儿童 2.2~3.0mmol/L	
P⁺	血清磷	成人 0.8~1.5mmol/L 儿童 1.45~1.78mmol/L	
Mg²⁺	血清镁	0.8~1.40mmol/L	
CHE	胆碱脂酶	大于 30 单位	试纸法
HDL-CH	高密度脂蛋白胆固醇	0.78~2.2mmol/L	酶法
Ams	淀粉酶	血 80~180Sumogyi 尿 100~1200	苏木精法
NH₃	血氨	27~81.6μmol/L	酚、次氯酸法
Fb	纤维蛋白原	2~4g/L	
AFu	L-岩藻糖苷酶	52~170nKat/L	
	24 小时尿蛋白定量	0~120mg/24 小时	双缩脲法
	血清蛋白电泳	ALB 66.2% ±7.6% α:4.2% ±1.7% α1:6.6% ±2.1% β:10.2% ±3.1% γ:17.2% ±4.2%	

附录三　病理临床与新技术

第一节　概　　述

病理学是研究人体疾病的病因(etiology)、发病机制(pathogenesis)和病理改变的一门医学基础科学。病理学研究的目的是认识和掌握疾病的本质和发生发展的规律,从而为防治疾病提供必要的理论基础和实践依据。因此,病理学是基础学科和临床学科之间的桥梁学科,它们之间的相互关系犹如一棵大树,病理学是其树干,临床学科是树枝,而医学基础学科是根,根深干粗才能叶茂。

我们知道对疾病的有效治疗,首先取决于对疾病的正确诊断。病理学从建立它时就负有一个重要的使命,即协助临床医生对疾病作出诊断。目前的各种诊断学方法包括物理诊断、化验诊断、血清学诊断、影像学诊断(X 线、B 超、磁共振等)、免疫学诊断(CEA、PSA、AFP 等)、病理诊断及基因诊断等,其中应用最广泛、最直观、也最可靠的诊断是病理学诊断。病理学诊断是对疾病的最后诊断,它关系到病人尤其是肿瘤病人治疗方案的选择,并可提示病人的预后。病理诊断的差错可能会延误病情,造成误截肢、摘除脏器等不可挽回的严重后果,并负有法律责任。长期以来,病理诊断被认为是"金标准",在医疗工作中发挥着举足轻重的作用,具有其他任何检查都不可替代的权威性,医院病理科被认为是反映大型医院综合诊治水平高低的重要窗口。到目前为止,还没有一项检查手段或方法可以完全代替病理诊断,因此,一个医院病理诊断水平的高低,无疑对一个医院医疗质量的高低起着重要的作用。

本章着重介绍病理学的基本理论及肿瘤病理诊断的基本工作流程,并对新近发展起来的一些新的技术与设备作一简要介绍,目的是使医学生对病理工作有进一步的了解。

第二节　病　理　诊　断

一、病理诊断的作用

在临床诊断中不管临床医生有多少把握,缺乏组织学的诊断既不安全,也不能最终确定(除了极少数例外的情况)。病理诊断在临床诊断中起决定作用,坚持病理诊断正是大多数医院的规章与共识。特别是各种肿瘤良恶性的确定,如恶性胸腺瘤没有病理诊断报告,放射科是不予进行放疗的,恶性淋巴瘤未经病理确诊也不能进行化疗。

（一）正确的病理诊断为患者临床治疗提供进一步依据

对于肿瘤病人若单以"良性"、"恶性"的诊断提供给临床显然是不够的,因为肿瘤并不是一种简单的疾病,即使同类的肿瘤,各自均有不同的生物学特性,而且肿瘤发生、发展的不同阶段,或患者的抗肿瘤免疫状态均不一样,因此,肿瘤病理诊断的发展是要对特殊的肿瘤有全面的了解,包括肿瘤的起源,详细的分类、分型、分化、侵袭程度,有无转移及转移淋巴结的数目、结构,激素受体表达,特异性酶活性,核分裂象,在 S 期的细胞百分比等等。根据大量的信息,采取最正确的分级,以足够综合的诊断提供给临床,以使临床医生能为患者采取最佳的治疗方案。如对不同类型的肺癌,临床治疗手段不尽相同,除适应手术治疗者外,肺鳞癌宜放疗,腺癌宜化疗,小细胞癌宜放疗加化疗;乳腺癌免疫组化 ER、PR 检测阳性者辅以内分泌治疗,多药耐药基因(MDR)的检测也有助于选择合理的化疗药物等。目前,进行手术治疗乳腺癌已被广大患者所接受,他们对手术带来的并发症,尤其是淋巴漏和上臂活动功能受限等不良反应也有了清醒的认识,他们希望有新技术来解决这些问题。腋窝淋巴结的病理诊断仍然是目前准确进行预后诊断的最佳单项预后诊断依据。腋窝淋巴结清扫(ALND)为降低术后腋窝淋巴结复发提供了最佳保护措施(<2%),但必须为临床淋巴结活检阴性的患者减少腋窝淋巴结清扫。Silverstein 等提出具有以下四个特点中三点的肿瘤——不能触及:无淋巴结病变;肿块<15mm;无淋巴血管受累,发生腋窝淋巴结转移的可能性为 6%,如果四种情况同时存在时可能性下降至 3%。各种病理亚型如导管内腺癌侵犯淋巴结的可能性也很小。但如何在不进行 ALND,又同时能够准确地了解淋巴结转移的情况呢? 这是治疗真正的突破口。这一突破来源于 1968 年 Ramon Cabanas 的工作,他对阴茎癌患者进行淋巴结造影检查找到原发肿瘤引流到达的第一个淋巴结,并将其切除做病理检查,他将这个淋巴结命名为"前哨淋巴结"(sentinel lymph node),即原发肿瘤引流区域淋巴结发生转移必经的第一个淋巴结,并以此进一步转移至远端淋巴结,前哨淋巴结作为有效的屏障,可以暂时阻止肿瘤细胞在淋巴道的进一步扩散,如前哨淋巴结无肿瘤转移,理论上讲原发肿瘤引流区域的其他淋巴结就不会发生肿瘤转移(少数情况下有跳跃式转移的可能)。Don Morton 报道用亚甲兰在肿瘤附近注射来分析黑色素瘤的淋巴引流情况,再次确定了前哨淋巴结的概念,他们研究证实前哨淋巴结的状况与整个淋巴结区域的状况有很强的相关性。Armando Giuliano 等将这一工作扩展到乳腺癌的研究中,他们用亚甲兰染色得到相似的结论,并使用多切片免疫组化方法更彻底地对前哨淋巴结进行检验,后者使结果的精确度上升了 14%。临床上在 1993 年又报道了在肿瘤附近注射^{99m}Tc 标记的胶体,再用珈玛探针技术来探测前哨淋巴结。许多核医学家用淋巴管造影术来显示放射物的扩散情况,在相应皮肤上标记出淋巴结的分布位置,分析认为半数以上(56%)乳腺癌的淋巴引流方向有乳腺深部、锁骨上或其他引流区域。上述方法可确定 96%~98% 的前哨淋巴结,阴性预测值达 95%~98%。Veronesi 小组将乳腺癌患者在手术室随机分为 ALND 或冰冻切片前哨淋巴结活检(SLND),如 SLNB(+)进行 ALND,如 SLNB(−)再进行石蜡切片,如石蜡切片(+)进行 ALND,如石蜡切片(−),不再进行治疗。SLNB 提供给病理医生的 1~4 个(多为 1~2 个)最可能转移的淋巴结,仅对这几个淋巴结进行连续切片和免疫组织化学染色,可在提高分期准确性的前提下最大限度的节省人力和物力。当然,应用这一定位技术和组织评价时仍有些变异因素,掌握这一技术还有一定过程,但前哨淋巴结检验概念的提出是近 20 年来乳腺手术史上最激动人心的进展,可使腋窝淋巴结无转移的患者避免不必要的腋窝淋巴结清扫术,我们必须接受这一技术,实践它,验证其有效性,使早期乳腺癌保乳的微创手术更趋完善,这里需要的是外科医生与病理医生的密切合作。

（二）正确的病理诊断提供肿瘤患者预后信息

现已知除肿瘤分化程度、有无转移、肿瘤分期等与患者预后有关外,免疫组化检测与细胞增殖活性有关的 p53 蛋白、PCNA 对判断患者预后有一定的意义、抑癌基因 PTEN、p16 缺失率与预后呈负相关,近年来大量的有关 nm23 基因与肿瘤转移的报道,如乳腺癌、肝癌、黑色素瘤、胃癌等,nm23 基因的缺乏与这些肿瘤转移密切相关[17],显示了 nm23 基因作为肿瘤转移抑制基因的特性。但也有一些肿瘤,如结肠癌、肺癌、前列腺癌、肾细胞癌、子宫内膜癌、喉癌等,其转移与 nm23 基因的表达水平无关。甚至一些肿瘤如神经母细胞瘤,其恶化和转移时 nm23 表达可能增高。而且对同一种肿瘤的研究结果也不尽相同,这一系列矛盾的结果使 nm23 基因作为一个简单化的肿瘤转移抑制基因的角色受到挑战,说明人们对 nm23 的全面认识远未完成,需扩大研究范围并深入进行研究。

除了对肿瘤患者做出正确诊断外,病理医生还应担负起细胞学检查,并参与肿瘤普查(如食管拉网、阴道脱落细胞学检查等),有助于早期发现、早期诊断和早期治疗肿瘤患者。随着科学技术的进步,病理医生的工作范围也逐渐扩大,病理医生已能将病理形态结合其他辅助手段及肿瘤分子生物学诊断技术,为临床提供更精确的病理诊断。如过去单凭形态不能区别小细胞恶性肿瘤,现在已能依靠免疫组化和电镜来区别出淋巴瘤、小细胞未分化癌、胚胎性横纹肌肉瘤、神经母细胞瘤或 Ewing 瘤。分子生物学技术,特别是 PCR 技术的应用使病理医生能从患者的组织(新鲜或石蜡包埋组织)中检测出不同的病原体(细菌、病毒等),通过发现基因重排而将克隆性增生的肿瘤 T 细胞与反应性淋巴细胞区别,进一步诊断 T 细胞性淋巴瘤[1]。临床评估实体性肿瘤克隆有助于理解肿瘤发生机制和做出肿瘤诊断,如近年来在细胞遗传学方面所研究的肿瘤染色体的异常,如急、慢性非淋巴细胞性白血病和急性淋巴细胞白血病中有特异性染色体异常[2]。细胞基因信息可能更加有利于判断肿瘤进展和预后[3]。应用流式细胞仪分析确定肿瘤细胞倍体(ploidy)计算出不同细胞周期中细胞的百分比,如一个肿瘤中异倍体(aneuploidy)和 S 期细胞百分比增加与其恶性程度以及增殖活性有关。又如膀胱癌出现这些指标说明预后差。其他的研究结果表明这种指标有利于肾癌、乳腺癌等的预后判断[4,5]。对一些癌前病变 DNA 分析可预测该病变的生物学行为。

二、病理诊断与临床的联系

病理申请单是临床医生会诊的一种书面申请,申请单的内容应该逐一填写,因为它为病理诊断提供诊断线索与思路[6]。

1. 年龄

几乎每种肿瘤均有其好发年龄,如好发于儿童的肿瘤,有母细胞瘤,包括肾母细胞瘤、神经母细胞瘤、髓母细胞瘤、肝母细胞瘤、肺母细胞瘤、胰母细胞瘤及嗅母细胞瘤等。又如大部分癌肿好发于中老年(恶性黑色素瘤及基底细胞癌几乎不发生于儿童)。恶性纤维组织细胞瘤几乎不发生于 20 岁以前,骨肿瘤中 Ewing 肉瘤好发于5～19 岁,骨巨细胞瘤多见于20～39 岁,多发性骨髓瘤和转移癌绝大多数在 40 岁以上,而 Paget 病几乎不发生在 40 岁以上。相同类型的肿瘤发生在婴儿和成人时表现不一致,其诊断标准与预后也不一致,如幼年性黑色素瘤、胎儿型横纹肌瘤中细胞幼稚不成熟时不能误诊为恶性。鳞状上皮乳头状瘤发生在外耳道、声带、阴茎等处，年轻人一般考虑为良性（诊断恶性时标准较严），而中老年则较多考虑为恶性（诊断恶性时标准相对较松）。儿童睾丸或卵巢的未成熟畸胎瘤，临床表现良性可不按恶性处理，预后良好，但发生在成人均为恶性，预后较差。

2．性别

如腹膜播散性平滑肌瘤几乎都发生于女性。诊断男性乳腺发育，性别是诊断的主要依据。

3．部位

如平滑肌瘤常见于皮肤竖毛肌、血管、子宫等。神经母细胞瘤好发于肾上腺髓质及颅底至骨盆中线的两侧（与交感神经链有关）。副神经节瘤好发于颈部（颈动脉体及迷走神经）、眼眶（睫状神经节）、腹膜后（腹膜后体）、大腿中部内收肌管中（股动脉体）、外耳道（颈静脉球）等，生殖细胞来源的肿瘤好发于生殖腺睾丸、卵巢及身体中线（松果体、纵隔、后腹膜及骶尾部）。胚胎性横纹肌肉瘤除发生在头颈部外也好发于胆囊、阴囊、阴道、宫颈及后腹膜，而四肢少见。黏膜相关淋巴组织淋巴瘤好发于胃、乳腺、甲状腺、肺等，弹力纤维瘤几乎都发生于老年人背部、肩胛下区。血管球瘤以四肢末端，尤其是指（趾）甲下，其他部位罕见。对于肿瘤部位有几点值得注意：①相同的肿瘤在不同的部位有不同的诊断标准，如圆柱瘤除发生在皮肤外，现均称为腺样囊腺癌，即发生在皮肤为良性，乳腺为低度恶性，唾液腺和肺为中度恶性。平滑肌瘤在不同的部位良恶性标准不同，平滑肌肉瘤的诊断在皮肤中核分裂≥1个/10高倍视野，胃肠道≥4个/10高倍视野，后腹膜≥5个/10高倍视野，子宫≥5～10个/10高倍视野。②发生肿瘤部位的深浅与肿瘤诊断有关，如脂肪组织肿瘤，肉瘤样组织学表现在浅表部位时诊断为多形性脂肪瘤，而在深部则诊断为脂肪肉瘤。纤维组织肿瘤在浅表部位的肉瘤样结构诊断为非典型性纤维黄色瘤，在深部则诊断为恶性纤维组织细胞瘤，浅表部位的纤维肉瘤罕见，仅见两种情况，即皮肤隆突性纤维肉瘤演变或是创伤、放射（一般10年以上）及灼伤所致的瘢痕组织中产生。③同类肿瘤在不同部位其生物学行为和预后不同，如副节瘤发生于横膈以上生物学行为好，横膈以下生物学行为差，发生于腹膜及腹膜后恶性者多见；类癌在阑尾相对良性，而在小肠、胃比较恶性。

4．病史与临床症状

如与外伤有关的病变，骨折后的骨痂易误诊为骨肉瘤，术后梭形细胞结节易误诊为梭形细胞肉瘤，骨化性肌炎易误诊为骨旁骨肉瘤。有疼痛的良性肿瘤多为竖毛肌或血管平滑肌瘤、血管球瘤、神经鞘瘤、血管脂肪瘤；因用药后的宫内膜改变与月经周期不吻合，宫内膜上皮在大量孕激素作用下可出现假恶性改变易误诊为癌。放疗后的肉瘤变，除形态学标准外，临床还须具备两个条件：①发生肉瘤的部位必须在照射视野内；②临床出现肉瘤前有较长的无症状潜伏期，平均10年以上。Ackerman(1997)指出对病变淋巴结的组织学诊断相当困难，在淋巴结上做出错误诊断要比任何器官都高，最常见的是将淋巴结良性病变误诊为恶性淋巴瘤。反应性增生的淋巴结是有先发热后肿大，时大时小，有疼痛，近期病毒感染、疫苗注射及过敏史或引流区域感染灶等。恶性淋巴瘤的淋巴结常是先肿大后发热，进行性肿大，无疼痛，无明确原因。由此可见，临床资料在病理诊断中的重要性，有些病变的诊断标准是"双标准"，即临床标准与病理标准，如在骨肿瘤的诊断中特别强调了临床、病理、X线密切结合。

三、病理诊断的质量保证与质量控制

病理诊断的每一环节中都应规范化操作以保证质量,即质量保证(Quality Assurauce, QA),进而由本科室或相关机构进行质量检查,通过系内会诊、手术中会诊、随机病例复查、系内与系间的讨论会、医院间的复检、标本满意程度的记录、丢失标本的记录(指标本到病理科后发生了无法弥补的丢失,以至于对此标本不能进行正确的病理检查)、个别事件的报告、对病理报告周转时间、尸检的周转时间、标本的正确性等提出明确的要求,以控制其质量水平,即质量控制(Quality Control, QC)。通过质量保证和质量控制要求病理报告必须具备准确性、完整性和及时性,因此,质量保证和质量控制都是监督医疗诊断质量的重要方法。

四、病理医师与临床医生的关系

大约有 10% ~15% 的实体性肿瘤诊断中需用组织化学、免疫组化、电镜技术来帮助诊断。病理诊断方法还包括脱落细胞、细针穿刺吸取细胞学、微生物培养、流式细胞仪、生化学、免疫学、遗传学等特殊的实验室检查,为了进行这些补充性的研究,标本在新鲜时就应该进行分门别类的处理,病理医生的职责是协调这些工作,并结合每项工作提供的信息,最后做出综合性诊断,为临床医生提供尽可能多的信息。从诊断病理工作的全过程看,每一份病理报告都是临床医生和病理医生、技术人员密切合作、相互配合完成的。由于技术的迅速发展,学科间在技术应用上的界限日渐缩小,病理工作者也面临着挑战,迎接这些挑战的方法,一是学习,应用新技术以丰富和充实学科内容和面貌。分子生物学家掌握分子生物学的理论和技术,但不熟悉疾病,临床医生了解疾病,但没有足够的时间和条件来钻研新技术及应用。因此学习、研究、应用分子生物学新技术的任务,病理工作者应责无旁贷地担负起来。二是共享经验,病理医生应力争把新技术、新成果推广到日常工作中,使临床医生更好地利用这些有价值的资料,使病理医生真正能成为"医生的医生"(pathologists are "doctors' doctors"),在临床医生诊断治疗病人的过程中病理医生应该是临床医生最好的咨询者和合作者。

总之,现代病理学的迅速发展,使病理医生和临床医生的联系更加紧密。高明的临床医生应具有病理观念并掌握相关病理知识和时刻依靠病理,优秀的病理医生应全面了解病人的临床情况及临床医生的判断,对不能确定的病例应与临床医生进行了解讨论,作必要的解释,以避免不必要的误解。

五、病理诊断的局限性

由于病理诊断迄今仍然是所有诊断方法中最有权威性的"金标准",而临床和病理医生双方在"金标准"光环的影响下,忽视了其具有的局限性,即病理检查诊断具有根据临床所见及对送检标本的局部观察得出的结论。

(1)一次活检的病理诊断是反映疾病某一阶段的病理变化,当一种疾病处于非特征性

病变时期,病理检查难以做出确切的诊断。

(2) 当病理检查和临床取材达不到部位时(如癌旁),也会造成误诊和漏诊。此时应再取或补取。

(3) 只反映当时对某种疾病的诊断标准,随着认识的加深,诊断标准会有所变化,不能循古判今,或以今非古。

(4) 病理诊断标准虽是客观的,但病理医师对标准的掌握带有主观性和经验性,一张切片经不同专家会诊会出现几种诊断。临床医生和患者对此都应知情。

(5) 病理诊断中的疑难问题可借助一些新技术、新方法辅助,但我国多数病理科技术装备发展滞后,对于一些"同形异病"难以做出区别诊断。

(6) 术中快速冰冻切片的诊断局限性更大,因冰冻切片质量达不到石蜡切片的效果,手术中又有一定的时间限制,难像石蜡切片的大量取材,对于灰色病变(如重度的不典型增生与癌变鉴别、卵巢交界性病变有无癌变的确定、淋巴结病变是炎症还是淋巴瘤等)均被认为不是冰冻切片所能够讨论的问题。有些少见病变病理医生尚缺乏足够的认知经验,必须慎重观察石蜡切片及查阅相关文献后才能做出最后诊断。术中快速诊断时不应勉强,避免造成不可挽回的后果。

第三节 病理工作流程

一、病理标本的大体观察与取材

病理医生必须对活检组织标本,尤其是切除标本,即刻验收送检标本,注意查对姓名、编号、标本与送检单记载是否相符。病理医生要了解有关临床病史、相关的实验室检查结果,根据外科医生送检的标本所应用的钳夹、缝合或涂墨水的方法标明解剖学位置,特别对标明组织学的切缘要仔细观察,详细描述在病理报告中。送检的病理标本常规固定于 10% 的中性甲醛溶液中,一般固定液为标本量的 10 倍,10% 甲醛溶液渗透组织的能力为 1mm/h,一般标本固定数小时,手术切除较大的标本应切开固定于较大容器内过夜,次日再取材。标本应即刻固定,若当时无合适的固定液,可将标本浸泡于生理盐水中冰箱内保存。标本长期暴露于空气中易失去水分而干枯,浸泡在固定液中的标本不能冻存,因冰冻后水分在组织内形成针状结晶,破坏组织和细胞内结构而影响诊断。空腔脏器最好剪开,黏膜向上用大头针固定于木板或硬纸板上,然后使黏膜向下悬浮于固定液中。肺固定时在其上覆盖一层脱脂棉,不但可以防止肺表面干燥,而且有利于固定液渗入。骨标本一般需2~3周固定,较大的骨肿瘤标本需要4~5周。特殊需要者可采用其他固定液,如检查组织含有糖原应固定于纯乙醇中等。若需要特殊处理标本,如微生物培养、免疫组织化学、电镜观察等,外科医生在手术前就应与病理医生联系来确定组织特殊的固定,或是否需术中快速冰冻切片。这样预先做好外科医生与病理医生的联系与合作可以避免补充取材的可能,因为补充取材可能使病变波及到更大量的组织而耽误了外科手术治疗的更好时机。

病理医生应全面详细记录大体标本的外观与特征、病灶大小、病变边缘与组织切缘的距离及对淋巴结的检查情况,良性肿瘤常膨胀性生长,周围组织被压迫萎缩,相邻组织常形成一薄的纤维结缔组织性包膜,使其境界较清楚,恶性肿瘤常以浸润性生长为主,肿块固定,边界不清。对于肉眼无法观察的病变如部分乳腺癌可以用相应样本的 X 线拍片对照观察,切取每一薄片或将组织切取薄片卷成面包卷样以防止漏诊,必要时应画简图示意,标明取材部位、分别编号或进行大体标本照相。取材数量不宜过少,有时肿瘤为混合类型,只取少数瘤块不能代表肿瘤的全部成分或导致隐匿性癌的漏诊。仔细寻找肿瘤周围的淋巴结,原则上应全部取材,多发性肿瘤结节也应编号逐一取材,取材厚度不宜超过 3mm,对恶性肿瘤取材时必须包括癌旁组织与手术切缘及寻找到的淋巴结。

二、病理切片

切片质量好坏直接影响能否做出正确的病理判断,最常使用的是冰冻切片与石蜡包埋切片。

(1) 冰冻切片可以在病人术中进行,以便外科医生决定下一步的治疗方案。冰冻切片曾经广泛用于怀疑为乳腺癌的患者,一旦发现癌,立即施行根治性手术。现在对乳腺癌患者较少采用扩大根治性的方法。冰冻切片可确定肢体肿瘤的性质,从而决定是否要截肢。冰冻切片除了在术中确定良恶性外,还能提供肿瘤局部有无转移的信息,如 Veronesi 及其小组报道的苏木精－伊红染色的多切片冰冻切片法以及标记的抗细胞角蛋白的抗体法只需要 40 分钟阴性预测率达94%～95%。通过冰冻切片检测来确保大多数患者得到一期手术治疗。同样肺原发癌转移到纵隔淋巴结、胰腺癌转移到胰周淋巴结等,也有助于说明手术切除是否适当,如皮肤、肠和肺部的肿瘤切缘,若切除边缘不够时,可立即再切除部分组织而不需要做下一次手术。冰冻切片可以保存新鲜组织以适应随后需要的其他检查,如淋巴结病变确定为淋巴瘤时需进一步免疫组化检测细胞表面抗原标记和基因重排检查。对病理医生来说,诊断冰冻切片要求快、准、可靠。但冰冻切片质量不如石蜡切片,取材亦有限。

(2) 石蜡切片虽需较长的制备时间(大约 12～24 小时),但石蜡切片的优点恰是冰冻切片所不具备的,可以多取材、多切片,可以避免冰冻切片中的形成冰晶、造成的细胞肿大等,一般石蜡切片3～5μm 厚,质量较好,HE 染色。某些组织如脂肪、骨等冰冻切片难以切取,而石蜡切片可以获得满意的结果,特别是有些软组织的肿瘤最好用石蜡切片来诊断。石蜡切片也有利于永久性的保存。根据需要针对特定的组织成分如黏液、糖原、胞浆内颗粒、色素、胶原、细菌、真菌等可采用特殊的组织化学染色,如 Van Gieson(VG)染色或Masson三色染色可以区别胶原、肌肉和纤维,还有区别弹力纤维用 Weigert 法,区别网状纤维用镀银染色法等。

三、镜下观察与诊断

病理医生在阅片前应根据肉眼取材记录,查对组织块是否相符,避免漏诊,阅片时务必全面、细致,从低倍镜到高倍镜观察,要客观,不可先入为主迎合临床诊断,而要全面记述观察的客观事实(病理变化),在此基础上进行分析、判断,由表及里,去伪存真,最后做出病理诊断。如对于怀疑为肿瘤的病例,病理医生首先是确定肿瘤是否存在,有时肿瘤引起广泛的炎症反应,要注意寻找淹没在炎症细胞中的癌细胞,有些不典型增生与原位癌很难区别,即使未找到肿瘤明显证据时,也可以代表一种重要的诊断发现,如果确定肿瘤存在,接下来就是为其分类。许多分类系统都是可行的。目前,推荐的分类标准有利于与国际接轨,而且使病理诊疗工作与学术交流时更加规范。

在同一种器官、同一种上皮发生的肿瘤可能有不同类型,每种类型特征都应反映在病理报告中,以便让临床医生更好地估计预后和观察治疗反应。

四、病理诊断报告

(一)病理诊断包括的内容

病理报告的格式尚无统一规范,原则上应该尽可能用描写性、可理解性与标准化术语,报告中的信息能使临床医生跟上病理医生的思维,正如临床医生正在与病理医生一起观察双筒显微镜一样,使外科病理实验室的信息更有意义、更完整地传达给临床医师,而且当组织学切片从某一医院转送到另一医院时也能增进外科病理学实验室之间的交流。作为病理报告的主要内容应包括肉眼检查所见、显微镜检查所见和病理诊断三部分。

(二)病理诊断报告的组成

病理诊断有主要部分(可独立存在的诊断,如食管鳞状细胞癌、胃低分化腺癌等)和辅助部分(对主要诊断的进一步补充说明,一般不能独立存在,依附于主要诊断之前后),如右肺上叶巨块型中分化鳞状细胞癌,伴坏死及空洞形成。如果术中报告与最后诊断不符,应将这些不符记录以附注形式补充说明或加以讨论,以利于临床医生进一步了解病理诊断。如果对病人有益,可能在病理报告中补充一些建议,进行另外的研究或检查。报告应即时送发,让病人尽快得到合理治疗或解除病人的焦虑。

(三)病理报告的基本书写形式

由于目前医疗体制正在进行改革,医疗法规和保护措施尚不健全,人们的法律观念不断增强,医疗纠纷越来越多,为避免医疗事故的发生,临床医生应该了解并不是所有的病理报告都是金标准。病理诊断往往因为组织取材范围的限制,不可能完全反映疾病的实际情况,再加上疾病的千变万化和个人经验的限制,使病理诊断具有不同程度的相对性。病理医师需实事求是,根据送检标本能诊断到什么程度就诊断到什么程度。为了做到不过诊也不漏诊,病理医生一般采取不同等级的病理报告形式。临床医生应针对不同级别的病理报告来处理疾病,这样才能更好地诊治病人,否则会造成过治疗或延误治疗,给病人带来痛苦,也会造成不必要的医疗纠纷。病理报告的书写形式常有以下几种:

1. 完全肯定的病理报告

完全肯定的病理报告一般需要临床医生提供必要可靠的临床资料和完整的病理标本。有些疾病(如骨肿瘤)需要临床医生、影像科医生和病理医生共同作出报告。完全肯定的报告是病理诊断中最完整正确的诊断,也是病理诊断的主要形式,对临床的各项活动具有指导意义,是对病人进行合理的治疗和判断预后的依据。如果诊断有误,给病人造成了伤害,病理医生应负相应的责任。

另外,少数疑难和少见病例有时只能作出定性诊断,进一步分型有困难,如(腹膜后)小细胞恶性肿瘤,考虑为未分化癌可能性大。这类报告肯定了肿瘤的性质,临床可根据这种诊断进行恶性肿瘤的治疗处理。实际上,确有极少数的病例,经过免疫组织化学和电镜等辅助检查仍不能做出明确的分型。

有的临床医生在得到初步肯定的病理诊断后(如内镜活检诊断的胃腺癌和喉癌等),就不送或仅送检部分手术切除的标本,有些穿刺小标本(如肝、肾、骨髓穿刺)不全部送检,一些手术切除大标本(如胃、肠、肺、肾等)在送病理医生检查前切留部分组织致使患者没有最后的病理诊断或者完整全面的病理诊断,这是对病人不负责任的行为,而且也容易引起医疗纠纷。

2.不完全肯定的病理报告

在实际工作中,并不是所有的病例都能作出肯定的病理报告。送检标本没有取到肿瘤的部分,或者坏死组织太多,肿瘤细胞受挤压等,致使所见病变不典型、不明显或无特异性时,不能给予明确、肯定的诊断。此类诊断的书写形式可有不同的用词,其可信度略有差异,如仅供参考:①有保留的诊断,无十分把握,可在病名前冠以"考虑为"或"可能为","首选……,请除外……"。例如:考虑为鳞状细胞癌;可能为小细胞癌。②可疑的诊断,多系因材料不足,不能肯定,根据实际情况可写"怀疑为……"或"高度怀疑为……"。例如:怀疑为腺癌。③如果既不能肯定临床所作出的诊断,又不能否定临床作的诊断则可写"不能排除……"。例如:慢性淋巴结炎,不能排除结核。④缺少典型的特异性病变者可写符合临床诊断。例如:符合白斑或可符合白斑。值得强调的是,由于目前医疗法规和保护措施尚不健全,再加上媒体宣传等原因,病理医生的心理压力有所增加,因此,这类不肯定的病理报告有可能增多。特别是手术中冰冻快速诊断,病理医生担负更大的责任,对少数疑难病例,更为小心谨慎,如果没有百分之百的把握,往往采取低诊断的方式,发出不肯定的病理报告。鉴于上述情况,病理与临床医生之间需要更多的理解和沟通,配合得更默契。

3.描写性病理报告

描写性病理报告如(腹膜后)纤维结缔组织内有炎细胞浸润;(吻合口)炎性肉芽组织中可见少数异型细胞。描写性病理报告是作不出肯定或倾向性诊断的一种病理报告形式。看到什么写什么,不带有判断性意见。

4.阴性病理报告

阴性病理报告往往因送检组织太小,不能提供诊断。还有因组织固定不良而自溶,不能提供诊断。送检标本达不到做病理检查的条件,如组织太小,没有加固定液或固定液太少等情况,未见病理改变时发送阴性病理报告。

五、病理会诊

病理会诊包括个人会诊(personal consultation)和医院会诊(institutional consultation),前者常是因为未能明确病理诊断或因同部门病理医师意见不统一,患者或临床医师要求得到另一位医师的意见。后者常是病人转院治疗时需要新单位的病理医师复查有关病理报告与切片,或是质控中心出于质量保证的需要检查切片。病理会诊单上要表明会诊的原因,要保证提供切片具有代表性,能够充分显示出有疑问的病变,对严重的有分歧的病例要及时进行讨论,进行相关研究,以尽早明确病理诊断。

第四节 细胞病理学

一、细针穿刺吸取细胞学概述

临床细胞学是医院病理发展最快的领域之一,细针穿刺吸取活检(Fine Needle Aspiration Biopsy,FNAB)是临床细胞学的最新和学术内容最丰富的部分。FNAB 是用穿刺针(外径0.6~0.9mm 或20~25 号细针)利用负压通过体表抽吸器官的组织液或细胞,对所吸取的成分做形态学观察及其属性的研究,这是临床对穿刺到肿瘤的性质进行判断的常用方法。使用该方法具有设备简单、操作方便、安全易行、诊断快速和正确诊断率高等优点。它不同于脱落细胞学检查。脱落细胞学包括阴道、呼吸道、泌尿道和浆膜腔等,虽具有创伤小的特点,但取得细胞大部分为变性坏死细胞,只能用于形态学检查,而且取材范围较为局限,不能深入病灶。FNAB 所取到的细胞是活细胞,其方法并不造成过多的创伤,可适用于全身从体表到内脏几乎所有部位,能达到病灶中取材的直观目的。吸取的细胞除了可进行诊断外,还可以通过对活细胞进行一系列有意义的检查,如细胞化学染色、细胞免疫组化、电镜下超微结构观察细胞器、测定 DNA 含量、进行细胞培养建立细胞株、检测细胞标记、肝细胞中糖原定量及荧光免疫检查,今后还将在形态学、组织结构和功能学方面进一步扩展。

FNAB 最早在 20 世纪 30 年代初纽约纪念医院报道[7],随后该技术在欧洲兴起,20 世纪50~60 年代英国、瑞典、荷兰等国广泛应用于临床各科,直到 20 世纪 70 年代才在美国"重新发现"[8]。FNAB 的成败在于:①穿刺医生能击中目标;②制成的一张薄而均匀的涂片;③病理医生对细胞学的经验。究竟谁最有资格进行这项工作,目前细胞病理学家、外科医生、影像学医生在 CT 与 B 超监测下进行,都能成功地开展此项工作[8]。目前,比较主张穿刺吸取标本、涂片制作及阅片诊断由同一医生操作进行,这样对患者穿刺时的情况、病变部位可以全面了解,使阅片诊断正确性提高。该方法发展迅速,从浅表淋巴结、体表器官很快发展到在 B 超及 CT 引导下深部内脏的 FNAB,检查范围也扩大到肝、肺、脾、肾、前列腺、纵隔、胰、腹膜后腔等部位。

FNAB 检查惟一的禁忌证是有出血性素质或出血倾向的病人。关于并发症主要是考虑有无使癌细胞转移或沿针道扩散的问题,事实上极少发生这种并发症。该技术的局限性在于吸取组织较少,有时为诊断带来困难,可以在重复针吸复查中加以解决。FNAB 与病理组织学切片有所不同,对肿瘤生长的组织特异性与分型及判断转移癌的组织起源尚有局限性。在 FNAB 操作的过程中任何一个环节均会影响诊断的正确性,当操作不当时吸取物主要是血液或病变组织碎块太少而无法诊断,又因为肿瘤病变不均匀未获得本质性病变细胞而漏诊或误诊,临床医生应该了解该项技术的优点与缺点。

二、主要脏器的 FNAB 检查简介及意义

1. 甲状腺

甲状腺可以通过生物化学同位素扫描和超声等检查提供甲状腺功能状况、病变囊实性,以及病变范围等重要资料,但有些甲状腺弥漫性或局限性病变,特别是放射性核素扫描

为"冷结节"表现,临床不能排除恶性肿瘤时,对这些病人进行 FNAB 十分必要。如对一些甲状腺炎的病例通过 FNAB 明确诊断可以使病人免于手术。

2. 乳腺

著名细胞学家 Franzen Soderstrom 通过大量乳腺 FNAB 检查的病例展示其诊断正确性和技术学方面的进展。北京友谊医院对 1992～1996 年 4 年中 1629 例乳腺 FNAB 病例总结,444 例获得病理组织学核对,其中 137 例良性病变诊断正确率为 98.5%,307 例恶性肿瘤诊断正确率为 95.8%,总正确率为 96.6%[9],目前国内外仅以细胞学诊断进行手术及放、化疗者均不多。

3. 肺

FNAB 用于肺检查可以区别原发癌、转移癌、结核、真菌感染等非肿瘤性病变,FNAB 对肺部良恶性肿瘤诊断的准确率很高,但由于 FNAB 取材少对癌的分类不如组织切片高,部分原因就是恶性肿瘤的异质性,因为肿瘤异质性往往和肿瘤多样性密切相关。因此,在报告时只报癌细胞类型,如鳞状细胞癌或腺癌,而不报告分化程度,对未分化癌直接报小细胞型或大细胞型。利用针吸物行多聚酶链式反应(PCR)检测结核杆菌的基因片段辅以结核病的确诊。

4. 淋巴结

很多病理医生认为 FNAB 在淋巴结病灶诊断中较有用,凡是体表肿大的淋巴结不能解释其原因时均应进行 FNAB。对原发肿瘤已确诊,行肿大引流淋巴结的 FNAB 检查很有必要,以进一步明确肿瘤是否有淋巴结转移,而确定治疗方案。有些肿瘤首发症状是癌转移引起的局部淋巴结肿大,如鼻咽癌、甲状腺癌等。淋巴结检查对于确诊恶性淋巴瘤亦有重要价值,其正确率可达到 80%。淋巴瘤诊断后要进行化疗,这对病人关系重大,所以对 FNAB 诊断怀疑恶性淋巴瘤者,最好还应进行淋巴结活检,待组织学确诊后对病人进行针对性治疗。

5. 肝

FNAB 适用于肝脏占位性病变性质的判断,对肝炎、脂肪肝、肝硬化均可以作出诊断。特别是影像学的发展,在 B 超、CT 引导下可以确诊病灶大小、位置及一般性质,做到较准确的针吸。肝脏转移癌远比原发癌多见。胃肠道癌、乳腺癌、肺癌、胰腺癌、恶性黑色素瘤为最易形成肝转移的肿瘤。转移瘤可为单结节,也可为多结节,与原发性肝细胞癌巢鉴别较容易,而与胆管癌鉴别较困难。

6. 胰

胰腺深居腹膜后,周围结构复杂,无论是外分泌肿瘤还是内分泌肿瘤均很难定位与确诊。尤其胰腺癌早期无特殊症状时,传统确诊要开腹探查做楔形切取活检或粗针穿刺活检,易导致胰漏、出血、感染等并发症。在 B 超、CT 引导下的胰腺 FNAB 是胰腺癌早期诊断的重要手段,并在胰腺癌和胰腺炎鉴别诊断中尤为适用。经皮 B 超、经皮肝穿刺胆管造影(PTC)、逆行胰胆管造影(ERCP)等影像学引导下穿刺可达50%～80%的阳性率,术中直接穿刺的阳性率为89%～100%,一般无假阳性,对壶腹部肿瘤及胰腺内分泌肿瘤均可明确诊断。FNAB 对晚期癌病人可以免去剖腹探查的痛苦。

7. 肾

肾脏 FNAB 的禁忌证很少,仅对出血素质、肾动脉瘤或包虫病的病人一般不做 FNAB。

肾活检是内科的常规方法,但在外科领域中近年来也得到了广泛应用,经皮做 FNAB 也常用于肾肿瘤的诊断,虽然其他方法如静脉肾盂造影、B 超、CT 扫描可以检查出肾脏病变,并能鉴别其实性或囊性,但仍不能确定肿瘤性质,FNAB 可以明确肿瘤性质。对于肾囊肿 FNAB 既是诊断方法,又是治疗手段。肾 FNAB 也适应肾移植患者排斥反应监测。肾腺癌以透明细胞癌、颗粒细胞癌为主,在做右肾 FNAB 时,应注意与肝增生性病变鉴别,如在肝硬化伴非典型增生性肝细胞时应与颗粒细胞肾癌鉴别,肾癌免疫组化 Vimentin(＋)、肝癌 Vimentin(－),相反肝癌 AFP(＋)、肾癌 AFP(－)。肾盂移行细胞高分化癌 I 级,在 FNAB 中与正常尿路上皮无法鉴别,II 级、III 级中背景污秽,多肿瘤细胞坏死碎片。

8. 前列腺

随社会老龄化,男性前列腺疾病越来越多,前列腺癌的发生在国内呈上升趋势。前列腺癌诊断方法很多,但目前为止,最有效的方法还是病理学诊断。泌尿科及病理科医生喜欢在 B 超引导下用带针芯的穿刺针做枪击或快速取材活检作出组织学诊断。该方法取材目标准确,诊断准确率极高,也有人报道用 FNAB 方法可获得满意结果[10],前列腺 FNAB 中有1% ～3% 出现精囊上皮,易误诊为恶性[11],应注意针吸精囊时标本中的其他成分如精子、组织细胞、精液、蛋白性物质等。常见的淀粉样小体与任何疾病无关,是老年性改变。FNAB 还有助于诊断结核或特殊病原体感染等,监测前列腺癌对雌激素治疗反应和对放疗的反应。

9. 睾丸

睾丸是否适合做 FNAB,有些人认为睾丸的恶性肿瘤在手术切除前不宜穿刺,避免肿瘤扩散,但越来越多的事实并不支持上述观点。睾丸的 FNAB 能解决许多实际问题,其主要适应证是男性不育和占位性病变定性。

第五节　免疫组织化学技术的作用

免疫组织化学已成为诊断人类肿瘤的重要辅助手段,有关免疫组化方面的详细讨论远远超过了本章的篇幅,读者可参考其他综述与专题文章,种类繁杂的商品试剂(包括浓缩型、即用型或成套试剂盒等)可供开展免疫组化工作,高质量的免疫组化染色在大多数病理实验室均可进行,值得强调的是任何免疫组化的灵敏度都与试剂来源、浓度及具体操作有关。作为结果难以在使用不同批号试剂和方法的不同实验室中进行比较。

大部分病理标本都可以进行免疫组化染色,包括新鲜冰冻组织、固定组织及细胞学样品,但不是所有的抗原在经过这些处理后均能很好的保存,而免疫组化染色有赖于这些抗原的存在。如石蜡组织切片上大多数胞浆蛋白可以测出,但细胞表面的有关抗原易被固定剂所破坏,或使其形成交联被掩盖,只能在冰冻组织或细胞学样品中才能显示,但经过抗原修复如蛋白水解酶做预处理或加热(微波炉、蒸汽锅、压力锅等),可提高石蜡切片中不易显示的抗原检测率。不同固定剂对抗原保存的影响是不同的。交联固定剂甲醛很常用,但它对于检测某些具有重要诊断价值的抗原并不很理想,如基质间细胞抗原,在新鲜冰冻组织或乙醇固定的组织中才能较好的检测到。免疫组化技术用于肿瘤诊断中主要涉及下列几个方面:

一、对未分化恶性肿瘤的分类

如在 HE 切片上由于肿瘤的未分化而缺少肿瘤细胞起源的特征,不能分类,但临床上又必须根据肿瘤的种类做出治疗与预后判断,这种情况下免疫组化也许有用。在进行免疫组化前,病理医生应根据肿瘤发生的部位、组织学的蛛丝马迹及临床特征正确地选择抗体。如发生于直肠的上皮样包含大细胞的未分化肿瘤,其鉴别诊断主要考虑为未分化癌、淋巴瘤、恶性黑色素瘤,可以使用表 4-1 列出的免疫组化抗体:

表 4-1 未分化癌、淋巴瘤和恶性黑色素瘤的免疫组化抗体

	未分化癌	淋巴瘤	恶性黑色素瘤
细胞角蛋白(CK)	+	-	-
上皮细胞膜抗原(EMA)	+	-	-
波形蛋白(Vimentin)	-	+/-	+
HMB-45	-	-	+
S-100	-	-	+
白细胞共同抗原(LCA)	-	+	-

有时这些抗体用于这种目的诊断中并不完全理想,如分化差的癌可显示 Vimentin 或 S-100 蛋白,有时淋巴瘤可以表达上皮膜抗原,一些黑色素瘤表现出角蛋白,除黑色素瘤以外的一些肿瘤有时也可以表达 HMB-45,这就强调了在肿瘤诊断中应使用一组抗体而不是单个抗体。又如鉴别肺腺癌还是肺鳞癌时可以用高分子量和低分子量角蛋白加以区别。鉴别胰腺腺癌和胰岛细胞肿瘤时前者癌胚抗原(CEA)和角蛋白阳性,后者神经元烯醇化酶(NSE)和激素(Hormones)阳性。

二、决定转移瘤的原发部位

到目前为止,只有很少的器官或组织特异性抗原可以被识别,这就限制了免疫组化在解决这类问题的能力,一些高度限制性、特异性的抗原如针对血管肿瘤的Ⅷ因子相关抗原,针对乳腺癌或真皮肿瘤伴大汗腺分化的大囊病液体蛋白(gross cystic disease fluid protein),针对黑色素瘤、肾血管平滑肌脂肪瘤的 HMB-45,针对平滑肌、骨骼肌肿瘤的肌肉特异性肌动蛋白和肌球蛋白(Actin/Myosin),横纹肌肉瘤中除了 Actin/Myosin 阳性外,还有 Desmin、Myoglobin 阳性,针对前列腺癌的前列腺特异性抗原(PSA),针对甲状腺滤泡细胞癌的甲状球蛋白等,有趣的是这些抗原开始并不是从这些特异性肿瘤中发现的。最近,对于转移癌的进一步研究中发现来源于不同部位的肿瘤在细胞角蛋白上有区别,如 CK20 在胃肠道癌、胆管癌、胰腺癌中阳性,而在肺癌、乳腺癌、肾癌中阴性。Merkel 细胞阳性,而其他神经内分泌肿瘤阴性。对淋巴结来源不明的转移性肿瘤,用角蛋白抗体获得阳性支持癌的诊断,用 Vimentin 抗体获得阳性支持肉瘤的诊断,用甲状球蛋白抗体获得阳性支持甲状腺癌的诊断,用 S-100 蛋白抗体获得阳性支持黑色素瘤的诊断,这就为临床处理提供了依据。

三、对不同器官与组织交界处肿瘤进一步分类

在一些组织器官交界处,由于重叠的特征,难以仅凭组织学基础对肿瘤进行分类,其中有些特征(至少目前)在理论界较感兴趣[如胃肠道梭形细胞肉瘤是肌肉起源平滑肌肉瘤,还是神经起源神经鞘瘤,还是间质起源的胃肠道间质瘤(gastrointestinal stromal tumor, GIST)],其鉴别见表 4-2:

表 4-2　平滑肌瘤、神经鞘瘤、GIST 和 Kaposi 肉瘤鉴别的免疫组化抗体

	CD31	S-100	Des	MSA	SMA	CD34
平滑肌瘤	+	+	+	-	-	-
神经鞘瘤	-	-	-	-	-	+
GIST	-	-	-	+	-	-
Kaposi 肉瘤	-	-	-	+	+	-

睾丸胚胎癌与精原细胞癌较难区别,因为这两者的治疗与预后显著不同,但用免疫组化检测角蛋白就较易于区别,精原细胞癌角蛋白阴性,而胚胎癌角蛋白阳性。又如软组织中多形性横纹肌肉瘤和恶性纤维组织细胞瘤,光镜 HE 形态有时很相似,但免疫组化较易区别,前者肌球蛋白阳性,后者溶菌酶和 AACT 阳性。

四、对恶性间皮瘤的鉴别

病理医生常碰到的问题是发生于胸、腹膜的肿瘤是转移性腺癌或是其他浆膜腔肿瘤,还是恶性间皮瘤。使用下列一组抗体可以鉴别腺癌与间皮瘤(表 4-3)。

表 4-3　鉴别腺癌与间皮瘤的抗体

	腺　癌	间 皮 瘤
细胞角蛋白(cytokeratin,CK)	+	+
波形蛋白(Vimentin)	+/-	+/-
癌胚抗原(CEA M7072)	+/-	-
LeuM1	+/-	-
B72.3	+/-	-
Ber-Ep4	+/-	-
钙网膜蛋白(Calretinin)	-	+
CK5	-	+
HBME-1	-	+
血小板调节素(TM)*	-	+
上皮膜抗原(EMA)**	+	+
分泌成分	+	-
人胎盘产乳素	+	-
Lewis blood group antigen	+	-

* 血小板调节素(Thrombomodulin,TM)在内皮细胞、间皮细胞、巨噬细胞、室管膜细胞、绒默细胞阳性。

** EMA 间皮瘤以胞膜阳性为主,腺癌以胞浆阳性为主。

使用下列抗体可以鉴别间皮肿瘤和血管源性肉瘤(表 4-4):

表 4-4 鉴别间皮肿瘤和血管源性肉瘤的抗体

	血管源性肉瘤	恶性(纤维型)间皮瘤	良性(局限纤维型)间皮瘤
CK	−	+	−
ACTIN	+ / −	+	−
CD34	+	−	+
第Ⅷ因子	+	−	−

五、对白血病和淋巴瘤分类

这方面的研究较多,免疫组化结合形态学与组织化学的方法是区别急性淋巴细胞性白血病和非淋巴细胞性白血病,区别毛细胞性白血病和其他类型骨髓或其他部位白血病浸润的有效诊断方法。还通过检测不同抗体有助于对霍奇金淋巴瘤和非霍奇金淋巴瘤进行鉴别和进一步亚分类,并将它们与其他病变进行区别。

六、有助于发现微小转移灶

所谓微转移灶是指采用常规病理方法难以检出的实体瘤转移,对乳腺癌而言主要是腋窝淋巴结和骨髓的微转移检测。常规病理组织学方法要在一个组织中辨别单个转移性肿瘤细胞或几个细胞几乎是不可能的,但采用免疫组织化学的方法十分有助于微小转移灶的发现。国际乳腺癌研究小组对 921 例常规病理切片证实为阴性的乳腺癌淋巴结,经连续多层面切片(multiple sections)和角蛋白免疫组化工作后,其淋巴结微转移率增加 9% ~ 31%,其 5 年无病生存率和生存率分别为 58% 和 79%,无淋巴结微转移癌病人 5 年无病生存率和生存率分别为 74% 和 88%,结果提示淋巴结微转移患者预后差,这对进一步治疗和预后判断十分有意义。对乳腺癌前哨淋巴结活检连续切片与抗角蛋白的单克隆抗体的免疫组化染色提高了淋巴结微转移癌的检出率。同样对骨髓的免疫组化中发现,用常规方法认为无骨髓受累的病人中有 21% 发现了骨髓中的微转移灶,即表达上皮性的抗原成分如 EGFR 和 C-erbB-2。腋窝淋巴结微转移的检测经历了常规切片、连续切片、免疫组织化学染色及应用 RT-PCR 和原位杂交等分子生物学的手段等不同阶段,阳性检出率不断提高,这种微小转移灶的发现为临床治疗提供了依据。

七、与治疗和预后有关的免疫组化标记物

对于治疗及预后有重要价值的抗原检测主要用于以下四个方面:

(一)对乳腺癌中 ER、PR 的检测

对乳腺癌中 ER、PR 的检测,有助于决定临床治疗中是否需要加入内分泌激素阻断治疗,并能判断预后。ER/PR 阳性、C-erbB-2 阴性病例对他莫昔芬等激素治疗反应良好,而

ER/PR、C-erbB-2 三种抗体均阴性患者采用他莫昔芬可能意义不大。因此,近期强调将 C-erbB-2 与 ER/PR 一起列入乳腺癌标本常规的检测指标。

（二）癌基因与抑癌基因的研究

如肺癌中突变型 p53 基因蛋白表达增高,PTEN 基因表达减弱,提示肿瘤预后较差;如乳腺癌中 C-erbB-2 蛋白过表达的患者 5 年生存率仅为 28%,而阴性者 5 年生存率可达 71%;淋巴结转移乳腺癌中 C-erbB-2 阳性率可明显增高,有淋巴结转移且 C-erbB-2 蛋白过表达时预后极差,5 年生存率仅为 3.4%。C-myc 过度表达可促进肿瘤生长和发展,在宫颈癌、小细胞肺癌中已证实 C-myc 表达增加者,存活期缩短。p21 是 ras 基因蛋白,在肝细胞癌中高表达,对其预后意义有不同看法。

（三）肿瘤增殖相关抗原和细胞周期素的检测

胃癌发展与浸润中黑色素瘤抗原包被基因（melanoma antigen-encoday gene-1,MAGE-1）能被激活,该基因的表达与肿瘤浸润性生长及淋巴结转移有关。通过对胃癌活检,组织中检测 MAGE-1,可以在术前估计肿瘤浸润与转移,有助于决定手术范围。如 Ki67,几乎表达于所有的增殖细胞,即出现于 G1、S、G2、M 期,G0 期细胞阴性,通过检测 Ki67 可以简单直接地测定肿瘤的生长阶段,比用[3H] - 胸腺嘧啶核苷酸进行放射性标记更易操作,Ki67 染色也比核分裂象记数具有更好的再现力。PCNA、repp86、各种生长因子、细胞周期素cyclin A、B、D1、D2、E 等是细胞 G1 期进入 S 期的重要调节因子,通过激活 CDK4、CDK6 等作用促进 DNA 合成,加速细胞增殖。CDK1、CDK2、CDK4、CDK6 也参与细胞周期的调控与细胞分裂有关。其他肿瘤抗原如乳腺癌抗原（CA15-3）、消化道肿瘤抗原（CA19-9）、卵巢癌抗原（CA125）、肿瘤相关黏液抗原（CA242）、癌相关黏液抗原（CA50）、胚胎癌抗原（CEA、AFP）、金属结合蛋白（MT）、胎盘碱性磷酸酶（PLAP）、前列腺特异性抗原（PSA）、前列腺酸性磷酸酶（PsAP）、肿瘤相关糖蛋白（TAG-72）、肿瘤坏死因子（TNF-α）;上皮标记物各种分子量的角蛋白、上皮膜抗原（EMA）、内皮细胞标记（CD31、CD34）;神经内分泌标记（CgA、Syn、GFAP、NF、NSE、S-100）等;细胞黏附分子抗体（CD44、CD44v6）与肿瘤浸润、转移有关,钙粘连蛋白 E、FN、LN、明胶酶 A（MMP2）、明胶酶 B（MMP9）在肿瘤细胞突破基底膜屏障发生浸润转移中起重要作用;金属蛋白酶组织抑制因子 TIMP-1、TIMP-2 抑制肿瘤浸润转移;细胞凋亡抗体 Bcl-2 为凋亡抑制因子,参与凋亡调控,Fas/CD95/Apo-1 作为细胞膜蛋白有诱导细胞凋亡的功能,以上这些均可用于各种肿瘤研究。

（四）多药耐药的检测[12]帮助临床选择有效的抗癌药物

（1）胚胎型谷胱甘肽-S-转移酶（GsTπ）,是肿瘤细胞产生耐药的一种标记,对顺铂类化疗药物产生耐药,用于肝癌、胃癌、胰腺癌、结肠癌、食管癌治疗。

（2）热休克蛋白（HSPs）是细胞受应激原刺激后产生的一组应激蛋白,与肿瘤的发生、增殖及分化有关。按其相对分子质量有 3 种类型 HPS27、HPS90、HPS60。HPS27 与肿瘤耐药和肿瘤分化有关,HPS60 主要用于舌鳞癌、结肠癌、胰腺癌和乳腺癌的研究,具有预后意义。HPS90 可能参与细胞凋亡、DNA 损伤修复。

（3）P-糖蛋白（P-gP）是多药耐药（MDR）基因的产物,作为"药泵"功能引起癌细胞产生耐药,用于各种恶性肿瘤研究(肾细胞癌、肝癌、胃肠道癌、乳腺癌)。P-gP 易产生耐药的抗体药物主要是长春碱、长春新碱类和多柔比星。

(4) DNA 拓扑异构酶Ⅱ(TopoⅡ)在正常细胞 DNA 合成与分裂时起作用,是细胞周期 S-G2-M 期中敏感而特异的标记,其含量高低与抗癌药物的作用呈正比,是抗癌药物的作用靶点,当肿瘤细胞 TopoⅡ表达下降产生对 TopoⅡ抑制剂类化疗药物(多柔比星及鬼臼乙叉甙等)产生耐药。

(5) 其他的耐药预测物有:乳腺癌 C-erbB-2 过表达对含有环磷酰胺、甲氨蝶呤和氟尿嘧啶的化疗方案耐药;N-myc 表达增强的小细胞肺癌和神经母细胞瘤对化疗缺乏反应并进展快速;Bcl-2 耐药机制为抗凋亡作用,高表达者多数抗癌药物、放射治疗耐受。因此,这方面的免疫组化检测对肿瘤病人选择化疗方案和预后判断具有重要的临床意义。

八、免疫组化的局限性

一种理想的肿瘤标记物,在反映肿瘤总体影响方面具有高灵敏度、特异性和精确性,但至今所发现的肿瘤标记物中还没有能完全满足这些标准的。因为肿瘤细胞学并不是单独产生一种标记物,某些正常细胞也分泌一些肿瘤标记物,特别是有些标记物在肿瘤患者体内肿瘤细胞浆或血清中的水平与正常人或其他疾病的患者只有量的差别而没有质的差别。对于实体性肿瘤诊断中评估免疫组化的局限性主要在抗体特异性和解释方面。任何实验室操作中免疫组化都必须有适当的阳性与阴性对照,作为技术完整性质量控制,如对照组被忽略或不理想时,免疫组化染色的结果要谨慎对待。

免疫组化的正确结果不仅要依靠技术步骤上规范化操作,而且有赖于正确的解释,一般情况下用一组抗体比单一抗体更有利,选择的一组抗体必须在事前精心设计,慎重挑选。

正确分析免疫组化的结果还要求熟悉"真阳性"与"假阳性"、"真阴性"与"假阴性"的染色特点。一般不使用阴性结果来说明,即使使用其他的控制手段也很难肯定一种作为结果"真阴性",除非这部分对另一种补充抗原表达阳性,如在鉴别未分化癌和淋巴瘤中,角蛋白阴性并不一定能排除癌的可能,然而如果结合有 LCA 阳性时,淋巴瘤的可能性大大增加。某些抗体在敏感性和特异性方面有很大的价值(如前列腺特异性抗原 PSA),而另一些抗体即使作为一组抗体中的某一部分也是不可缺少的,如抗中间丝蛋白抗体。应用免疫组化方法进行诊断的病理医生必须具备丰富的经验,洞悉这门正快速发展的方法学。现今适合于诊断肿瘤类型的某种抗原,也许将来就不合适或缺乏特异性了,病理医生应努力跟上发展。免疫组化是一种有用的工具,它有助于对疑难肿瘤的诊断,但是它只是一种辅助的方法,诊断结果必须结合其他发现,特别是常规组织学检查方法和临床资料才能做出。

第六节 电镜在病理诊断中的作用

电镜与免疫组化技术一样是病理辅助诊断手段之一,通过电镜观察细胞器的分化或免疫组化中的标记物等,有助于做出更正确的诊断与分类。电镜不能区别个别细胞的良、恶性,主要识别光镜下无法观察到的超微结构,根据超微结构的特征可以鉴别肿瘤的类型,虽然免疫组化的发展已经或多或少地减少了肿瘤诊断对电镜的需要,但有时电镜有不可替代的作用。

一、标本固定

电镜技术对组织的预处理要求比免疫组化更高,多数情况下需要病理医生、外科医生和电镜医生之间密切合作,使组织得到及时固定、适当修剪,组织块厚度小于1mm,电镜能强烈显示固定不佳组织内的人为现象,而这些现象在分辨率低的光镜下不易被发现。固定剂如饱和甲醛和多聚甲醛混合液、四氧化锇(OsO_4)、戊二醛等最好是用前配制,光镜标本固定剂所固定的组织不适用于电镜,如果组织固定不良是不可复性的,只有临床上重新取材。对外周血、骨髓和浆液(如胸膜渗出液、脑脊液、关节液等)与实体组织的标本处理有所差别。

二、电镜观察

电镜最大的优势在于其高度的图像分辨率,可以观察到细胞器或细胞产物。电镜有助于未分化肿瘤诊断或判断原发灶不详的转移癌的组织起源。对瘤细胞内前黑色素小体的鉴别可以区别未分化癌与恶性黑色素瘤,其他特异性诊断的亚细胞结构如类癌中神经内分泌颗粒的性质;嗜铬细胞瘤内所含的去甲肾上腺素和肾上腺素颗粒;起源于胃肠道吸收细胞癌的终末网;肺泡细胞癌中出现Ⅱ型肺泡上皮的薄层小体表面物质;鳞状细胞间的紧密连接和桥粒;腺癌中细胞内腔、微绒毛连接复合体、高尔基器及内质网丰富,基板、中间丝;横纹肌肉瘤细胞中含有肌丝和Z板、基板、原始细胞连接;尤文肉瘤中细胞连接、糖原池、脂滴空泡、致密核心颗粒、微管;上皮样肉瘤中桥粒、细胞连接、丰富中间丝,有时形成旋涡状;颗粒细胞瘤中成簇的溶酶体和长微管;平滑肌肉瘤中密体、肌丝、密斑、吞饮小泡、中间丝、不连续基板;神经源性肿瘤有长缠结凸起、中间丝、微管、基板、长距胶原;纤维肉瘤有发达分支状粗面内质网,无细胞连接,细胞内胶原、中间丝;血管肿瘤细胞有W-P小体,中间丝紧密连接、吞饮小泡、基板;间皮细胞内的张力丝和丝状小体;胚胎性癌内典型的胞浆糖原聚合体和核仁等。即使不能鉴别癌的原发部位,也可以通过观察细胞间的连接将癌与淋巴瘤区别,后者在电镜下有丰富的粗面内质网,但缺乏细胞间连结与细胞器。如甲状腺癌可以通过细胞极性来识别,因甲状腺癌细胞一极出现内含胶样物的顶端囊泡,另一极附着于基底膜。大量线粒体的存在往往是嗜酸细胞腺瘤(甲状腺、唾液腺等)的特征,诊断真菌感染性疾病时需要将电镜观察与形态计量分析结合起来计算核轮廓指数。电镜观察常能纠正光镜中的错误信息,如光镜下可能将血管间隙误认为是肿瘤细胞构成的腺泡而诊断为低分化腺癌。

电镜有助于对肿瘤进行亚分类,如利用超微结构细胞化学分析内源性过氧化物酶,可鉴别急性粒细胞性白血病和急性淋巴细胞性白血病,观察Langhan细胞中特征性的Birbeck小体有助于组织细胞增生症X的诊断。电镜也能正确诊断溶酶体沉积性疾病和细菌、真菌、病毒感染性疾病。

电镜在确定新肿瘤的形态发生方面是重要的,如胃肠道某些梭形细胞肿瘤,以往一直认为是起源于平滑肌,通过电镜观察后明确是起源于自主性神经元的胃肠道自主性神经细胞肿瘤(Gut autonomic nerve tumor,GANT)[13]。

三、电镜的局限性

电镜组织预处理要求快速和适当的固定,固定不佳影响诊断。由于电镜要求是很小的标本,因此,为取材带来困难,小块标本是否可以代表总体情况,或因取材坏死、血管等而造成误诊。电镜检查一般费用较高,电镜作为精密设备需要有经验的技师和专家参与,不像免疫组化可以在任何病理研究室开展,而且电镜往往限于较大的医院或研究部门,特别重要的是需要一位具有很好的外科病理诊断基础,又在电镜诊断中训练有素的病理医生。

第七节　尸检的作用

尸体剖检(autopsy)简称尸检,是检验治疗失败和成功的"金标准"。通过尸检除验证诊断和治疗外,也常是医疗纠纷、医疗差错、事故、医学上"不可避免的错误"判定和处理的直接依据,许多新的病变通过尸检来认识,如艾滋病。美国统计的1986~1995年10年中,尸检发现在临床误诊为恶性肿瘤或不明原因者达44%[13]。在未能诊断出癌症的患者中57%直接与患者死亡有关[14]。在发达国家明文规定尸检率低于15%的医院不能承担教学任务。我国受多种因素影响尸检率一直不高,然而主要是受传统观念和心理因素负性影响,目前针对肿瘤治疗的方法在延长患者生命的同时,也产生较为严重的不良反应,所以死亡患者的家属会觉得患者生命的最后阶段已经受够了病痛的折磨,而不愿意对患者进行尸检,况且人死不能复生,尸检对患者本人来说也无济于事。尸检对临床医生来说往往是一种失败的象征,它会使临床医生想到他未能治好患者,担心因尸检揭示出病人存活时未能诊断出的病变,而影响自己的声誉。医院管理部门也害怕因尸检而引起的医学诉讼,忽视了对尸检重要性的强调。对病理科来讲尸检也是一种经济负担,进行尸检需消耗的材料、劳动或者劝说病人家属进行尸检的费用,无论是病理医生、医院主管部门,还是临床医生都得不到及时的补偿。

尸检工作对认识疾病、提高医疗水平仍然是相当重要的。尸检结果是支持还是悖于临床诊断,确定残余病变的程度、评价治疗是否充分、新疗法是否有效,确认死亡原因。若临床医生肯花时间参与病理医生的尸检过程,病理医生能够针对问题做出及时并令临床医生满意的结论,或用尸检照片整理总结尸检报告,那么尸检的作用就会大大提高。事实上临床病理等方面的技术进步并没有改变尸检可以发现意料之外的有临床意义的情况[15],而意料之外的尸检发现导致医学诉讼是很少见的,何况如果给病人诊断中出现了严重错误,难道医学专家不应该揭示它吗?通过尸检主要提高医疗水平,增加经验。人体病理材料是研究疾病的最为宝贵的材料。通过尸检可以明确诊断,如一患者肺部无明显病变,仅胸膜增厚,病情逐渐恶化,诊断不明,尸检证实为少见的弥漫型恶性间皮瘤、胸膜弥漫增厚似盔甲。通过尸检可以发现错误,如一例法洛四联症行室间隔高位缺损人工修补术,但术后病人死于心功能不全,尸检证实人工补片缝合良好,但缝合时将心侧壁"挂"了一针,导致心腔不能完全舒张。又如一肾移植患者术后发热不退,抗生素治疗无效,尸检见多脏器无反应性坏死灶,抗酸染色见大量结核杆菌,病人早期X线拍片上有钙化点被忽视。通过尸检确定一些不可预料与无法避免的情况,如一产妇临产时突然死亡,尸检为母体羊水栓塞。一严重外伤股骨骨折,术后发生脂肪栓塞死亡,病人家属不解,甚至告到法院,其实这种情况是难以预料和预防的,医学上未能解决其治疗问题,这样尸检结果为法律解决问题提供了权威性的依据。

临床病理讨论会(clinical pathological coferencing,CPC)对提高临床诊断和治疗水平,对医学发展有重要的意义。从某种意义上讲,是尸检的延伸,是从更深的层次上探讨临床对患者进行治疗的成功或失败,使尸检工作结果上升为理性认识。探讨我们工作中忽视的现象,吸取教训,学会辨证地分析客观观察的方法,这是其他方法无法代替的,无论哪一科哪一级医生都一样,当然也包括病理医生。

第八节　病理新技术

一、分子病理学技术

(一)原位杂交

原位杂交(in situ hybridization)是组织化学和免疫组织化学两种方法的革命性突破,用已知碱基序列并带有标记的核酸探针与组织或细胞中待检测核酸,按碱基配对的原则进行特异性结合形成杂交体,然后用与标记物相应的检测系统通过组化或免疫组化方法在被检测的核酸原位形成带颜色的杂交信号,在显微镜下进行细胞内定位,这一技术为研究单一细胞中 DNA 和编码各种蛋白质、多肽的相应 mRNA 的定位提供了可能,为分子水平研究的细胞内基因表达及相关基因调控提供了有效的工具,该项技术在基础研究中的应用有:基因组图(Gene Mapping)、转基因检测、基因表达定位、核 DNA、RNA 和 mRNA 的排列、转运、复制和细胞分类。临床应用于细胞遗传学、产前诊断、肿瘤和传染病诊断、病原学诊断等,可以原位杂交与免疫组化并检或多重 RNA 的原位杂交、双重原位杂交、原位杂交的 PCR 增敏等,预测该技术将会为生命科学提供新的资料,开拓新的领域[16,17]。

(二)荧光原位杂交技术

荧光原位杂交技术(Fluorescence In Situ Hybridization,FISH)是原位杂交技术大家族中的一员,因其所用的探针被荧光物质标记而得名,曾应用于染色体异常的研究。近年来,FISH 所应用的探针种类不断增多,使该技术不仅应用在细胞遗传学方面,而且还广泛应用于肿瘤研究。适用于 FISH 的标本可以是分裂期的细胞染色体、间期细胞,后者可以是冰冻切片、石蜡切片、细胞滴片或印片。FISH 原理十分简单,就是用标记的荧光单链 DNA(探针)与其互补的 DNA(玻片上的标本)退火杂交,通过观察荧光信号在染色体上的位置来反映相应基因的情况。在实体性肿瘤方面应用最广的是 HER-2/neu 基因探针。乳腺癌中 HER-2/neu 基因扩增常预示预后差。FISH 在肿瘤间期细胞核上观察到 DNA 扩增的直接依据,而且间期细胞核所显示的扩增 DNA 荧光信号强度和数量的多少与 DNA 扩增水平有关。1998 年,美国政府 FDA 批准了作为基因治疗的一种单克隆抗体(Herceptin)可配合化疗来治疗部分晚期转移性乳腺癌。HER-2/neu 基因扩增或过表达也见于卵巢癌、涎腺肿瘤、胃癌、宫颈癌等。可预计在不久的将来,Herceptin 和 HER-2/neu 基因 DNA 探针可用于这些肿瘤的治疗和诊断。其他的肿瘤基因探针如 N-myc、C-myc、cyclin D1 等。在许多肿瘤中常表现为 DNA 扩增异常的显带区域(ABRS)和异染质区(HSRS)以及无着丝微小体(DM)。搞清楚肿瘤中特定 DNA 链(基因)的扩增有助于了解肿瘤的恶性增生过程。在肿瘤细胞中某些癌基因(oncogene)的扩增可作为预测肿瘤进展和预后的临床指征,如 FISH 能有效地在染色体上定位扩增特定的 DNA,特别是当细胞遗传学发现有 HSRS 和 ABRS 来源及位置,推测可能扩增的肿瘤基因,从而有目的地检测某些基因,并能很快地得到直接清晰的基因扩增信息,如结肠癌中采用 FISA 技术发现有 C-myc 扩增,而且 C-myc 扩增链是重排在 19 号染色体的长臂上,染色体上微细带丢失,普通显带不易发现,用特定的基因探针探测时,正常应该在荧光信号的部位,如不出现信号,显示有染色体丢失。

在 FISH 的基础上又建立了比较基因组杂交技术(comparative genomic hybridization,CGH)[18,19],即将消减杂交与 FISH 相结合,用于检测两个(或多个)基因组间相对的 DNA 拷贝数变化[如扩增、增益(gains)、复制和丢失等],并将这些异常定位于染色体上,因此,称之为 DNA 拷贝数核型(DNA copy number karayotype)技术。与传统的原位杂交方法相反,该方法用被检测组织的 DNA 为杂交检测样本,正常组织的 DNA 样本为参照,分别用不同颜色的荧光标记,两者按 1:1 混合,再与正常淋巴细胞中期染色体进行杂交(即反向原位杂交),再通过检测两种颜色的荧光强度,根据颜色的比例来显示基因组的结构状况。对肿瘤病理研究主要有以下几个方面:

(1)肿瘤染色体区 DNA 增益与丢失,如在乳腺癌、卵巢癌、前列腺癌、肺癌染色体区 1q、3q 和 8q 常增益,而 8p、13q、16q、17p 常发生丢失;睾丸癌常发生 12p 和 Xp 增益,肾癌发生 14p 丢失。研究发现所有肿瘤的增益和丢失都有其独特的失衡分布,而不同类型的肿瘤也具有相当大的重叠,提示许多肿瘤发生具有相似的分子机制,所有肿瘤的丢失程度明显高于增益。大多数肿瘤存在染色体 X、Y、4、10、13~15、18 和 22 以及染色体片断 1p22-pter、3p13-pter、6q14-qter、8p、9p 和 11p 的丢失。

(2)明确 DNA 增益和丢失的靶基因、CGA 可以准确定位肿瘤基因,特别是发生在 DNA 增益的染色体位点。Morchio 对 50 例伴有 HBV 感染的进展性肝细胞癌(HCC)进行 CGH,发现染色体臂 4q(70%)和 8p(65%)最常发生丢失。该丢失位于 4q21 和 8p21-23 的微小重叠区,以往研究的高分化 HCC4q21-22 区完全丢失是一继发事件,其可增加已发生肿瘤的侵袭力,此区亦是 HBV 整合的部位。

(3)应用 CGH 对肿瘤分期与分级进行有益的补充,在脑膜瘤染色体失衡扫描中发现随其恶性强度增加,染色体遗传学异常明显增多,推测肿瘤基因组异常可能与脑膜瘤进展有关。

(4)CGH 有利于肿瘤诊断与鉴别诊断,如肺腺癌中染色体 1q 过度表达和 3q、9q、10p 及 19DNA 丢失更常见,染色体 1q23 的过度表达和 9q22 的丢失与腺癌密切相关,而肺鳞癌中表现为染色体 3q、12p 的过表达和 2q 的丢失增加,染色体带 2q36-37 的 DNA 丢失及 3q21-22 和 3q21-qter 的过表达是鳞癌细胞类型的重要指标。

(三)原 位 PCR

原位 PCR(insitu PCR)方法弥补了单纯 PCR 检测的结果不能在细胞中定位,而原位杂交能定位但灵敏性不高的缺陷,结合了单纯 PCR 和原位杂交两者的优点,直接高敏感的在细胞水平上对核酸分子进行探测,原位 PCR 主要由四个步骤组成:①标本固定以保持其原有的组织细胞的形态;②渗入:即让引物、核酸、酶等渗入达到细胞内;③通过 PCR 技术把靶核酸片断扩增到检测水平;④原位杂交并显色,使靶核酸在细胞内显示出来。该方法提高了肿瘤相关抗原检测的敏感性、特异性,如肝癌(AFP)、结肠癌(CEA)、胰腺癌(CA19-9)、卵巢癌(CA12-5)、乳腺癌(CA15-3)、胃癌(MG7Ag)等许多肿瘤免疫 PCR 血清诊断试剂盒问世。

二、远程病理学

随着计算机技术与互联网络的广泛应用,远程医学(Telemedicine)应运而生,也促使病理学向信息病理(Pathological Information)、远程病理学或称为传真病理学(Telepathology)的发展,远程病理学是利用计算机及网络通讯技术在相距遥远的两个或更多的地域间传输数据和图像进行会诊、教育和研究的病理学运用[20]。远程病理会诊一方面可以解决疑难疾病的诊断,同时也是病理医生之间相互学习的手段。远程病理学的主要特点:

1. 多功能

会诊可以通过电话、电子邮件(Email)和视频会议(Videoconferencing)等进行。会诊可以是实时的(电话)或通过储存回放(store-and-forward)技术进行。

2. 广覆盖

只要是电话网络可以到达的区域,远程病理和会诊就可以实现。如对于不开展术中冰冻切片快速诊断的医院,肿瘤病人常要进行两次手术,第一次为诊断性外科活检,第二次为治疗性外科手术,远程诊断可以使这样的病人受益,"把专家请到家",赢得宝贵的时间。

3. 中心与非中心概念

以病员为中心,无论什么疑难切片,远程病理可以集中优秀的专家,迅速汇集形成会诊中心,也无论医学病理专家在何处,远程病理可以将疑难病例汇集在专家周围,形成"专家移动会诊中心"。远程病理可以发挥中心医院的辐射作用,利用网络资源开辟更广阔的市场,为不同地区的病员服务。远程诊断将代替医生和患者的长途跋涉,同时降低医疗成本,释放医院资源,极大地发挥医学专家的作用,及时帮助各地医院医生的诊疗工作与诊断准确率的提高,同时释放基层医院可能的医疗风险,也减少携带标本可能的污染与破坏。

4. 可交流性

远程病理技术也方便了病理医生与外科医生之间的交流。但是远程病理目前也受到技术制约,如肿瘤组织的切片观察应包括不同的区域,瘤中心区、边缘区、与邻近组织的关系等,还应有不同的显微放大倍数,应充分提供临床资料和病理科已做的工作,同时还受到通讯速度和质量的影响,所以这种病理会诊目前尚不够完善。同样远程病理本身面临的问题包括会诊医院责任制的问题、医生签字问题、病人隐私权问题和会诊病理报告管理等问题。胃癌,如肠型胃癌早期有不同的 D1 期细胞引发多型亚克隆,黏膜病灶常表现为高 D1 异位体(>1.3)。弥漫性胃癌中多型亚克隆主要在进展期发生,黏膜病灶表现为低 D1 异位体(≤1.2),当肿瘤进展到黏膜下时,黏膜内癌高 D1 异位体克隆获得浸润力,说明肿瘤浸润中 DNA 异位体细胞起主要作用[21]。

三、流式细胞术

流式细胞术(Flow Cytometry,FCM)可以快速定量细胞内 DNA,用于测定肿瘤细胞 DNA 的倍体类型和肿瘤组织中 S + G2/M 期细胞所占的细胞比例(生长分数)。恶性肿瘤细胞中 DNA 含量不规则增多,主要为多倍体(polyploid)和非整倍体(aneuploid),良性肿瘤多为二倍体。生长快的恶性肿瘤生长分数较高,检测 DNA 倍体和生长分数不仅可作为恶性肿瘤诊断的参考指标,而且可以反映肿瘤的恶性程度和生物学行为,并可用于细胞免疫分型,如应用单克隆抗体对不同功能的淋巴细胞进行精确的亚分型,对临床免疫学检测起重要作用。

四、图像分析技术

病理形态学观察基本上是定性的,缺乏精确和更为客观的定量标记。图像分析技术(Image Analysis)作为体视学的范畴可以弥补这个缺点。随着计算机技术的发展,形态定量技术已从二维空间向三维空间发展。用体视学的方法和原理定量地描述生物组织的形态结构,并根据生物组织结构特点研究适用于生物组织的体视学测估理论和方法,即生物体视学。计算机图像分析是体视学的重要测估工具。病理图像处理的贡献在于将一门纯形态学科(临床病理诊断极偏重于经验的现象)转变为量化指标,使病理形态分析更为客观、可信和能够重复印证。图像分析技术应用于肿瘤方面的研究,主要是核形态参数的测定,如核直径、周长、面积、体积、形态因子等,通过测定的数据分析区别良、恶性肿瘤,癌前病变和癌,及肿瘤的组织病理分级等,也用于检测肿瘤组织中特定抗原、癌基因蛋白表达等定量分析。

五、扫描探针显微镜

20 世纪以来由于压电传控器的出现使机械探针的定位性增强。1985 年,美国 IBM 公司的 Binning 和 Rohrer 研究了一种扫描隧道显微镜(scanning tunueling microscopy,STM),使他们获得了 1986 年度诺贝尔物理奖,由于在此基础上 Binning Quate 和 Gerker 发明了原子力显微镜(atomic force microsopy,AFM),使人类观察的视野又闯进了一个新的层次,利用它人类第一次真切地看到了 DNA 链是螺旋状的。AFM 不仅在分子原子水平上对物质进行直接观察,还可以在生物学上对 DNA 蛋白质进行形态分析,可以进行直观下的分子剪辑,DNA 特殊位点定位等高水平研究。STM 和 AFM 统称为扫描探针显微镜(scanning probe microscopy,SPM)。目前,SPM 在物理学、化学、生物学、生物化学等某些学科领域中初步显示其巨大的潜力,虽未应用于医院临床,但如何将其潜在的作用体现在疾病的诊断和治疗中是当前医学发展的前沿课题。

SPM 不仅可以描绘出氨基酸分子中的碳、氢原子的关系,而且直接观察到 DNA 链螺旋,在重复对 IgG 结构观察中显示 Y 型外形,两个 Fab 端(长8~9μm,宽5~7μm)和一个 Fc 端(长12~14μm,宽6~7μm)的交联区,在 Fab 和 Fc 端发现小球状结构,可能正是抗体功能区,这为揭示免疫反应机制又提供了方便之门。SPM 与经典的透射电镜相比,被测样品无需在制备时采用喷镀增加成像反差,也无需进行染色和标记等复杂处理,保证了所观察样品结构的真实性。SPM 成像环境也没有特别的要求,可在不同的介质中观察被测样品的表面结构,也就是说可以在活体上观察细胞 DNA 的改变。1992 年,美国斯坦福大学 Braunstein 和 Spudich 获得了活细胞核孔的 SPM 影像,并观察到细胞核内外离子交换的通道(直径为 40nm,深度为 2nm)。Kasas 等则在常规缓冲液中用 SPM 对活细胞进行动态观察,直到实验结束,细胞仍是活的,不影响细胞生长,因此,有可能用 SPM 对病理细胞进行人工操纵,以达到对个别病理细胞进行手术的目的,即纳米外科(Nami Surgery)。由于 SPM 针尖采集的表面结构图像可在扫描过程中以三维形式直接显示到计算机屏幕上,因此,可以定量分析被测样品的空间构象,这一特点是目前已有的其他显微镜无法比拟的。SPM 的发明带动了一批研究项目,也提高了基础医学的研究水平,为临床发展提供了动力和线索,因此,人们预言在 SPM 下阅读人体基因图的日子已经不远了。SPM 的问世也将伴随着生命科学发展,对肿瘤等未知的疾病,将通过 SPM 揭开其中的奥秘,以找到解开一系列难题的钥匙。

六、生物芯片在病理中的应用

随着人类基因组计划(Human Genome Project,HGP)即全部核苷酸序列(编码人类全部染色体的约 10 万条基因)的完成,人类基因组研究的重心逐渐进入后基因组时代(postgenome Era),向基因的功能调控机制及基因的多样性倾斜。对基因组的表达全貌进行扫描或是对具有大量多态性的人群基因组进行真正的了解,从而阐明人类的整个生命活动。生物芯片技术是通过缩微技术,根据分子间特异性地相互作用的原理,将生命科学领域中不连续的分析过程集成于硅芯片或玻璃芯片表面的微型生物化学分析系统,以实现对细胞、蛋白质、基因及其他生物组分的准确、快速、大信息量的检测。生物芯片的本质是进行生物信号的平行分析,它利用微点阵技术将成千上万的生物信息密码集中到一小片固相基质上,从而使一些传统的生物学分析手段能够在尽量小的空间范围内,以尽量快的速度完成。生物芯片技术与传统的仪器检测方法相比具有高通量、微型化、自动化、成本低、防污染等特点。鉴于生物芯片技术领域的飞速发展,美国科学促进会将生物芯片评为 1998 年的十大科技突破之一,认为生物芯片技术将是继大规模集成电路之后的又一次具有深远意义的科学技术革命。

按照芯片上固化的生物材料的不同,可以将生物芯片划分为基因芯片、蛋白质芯片、细胞芯片和组织芯片。按照生物芯片的制作技术,可以将生物芯片划分为微矩阵芯片和原位合成芯片。由于尚未形成主流技术,生物芯片的形式非常多,以基质材料分,有尼龙膜、玻璃片、塑料、硅胶晶片、陶瓷、微型磁珠等;以所检测的生物信号种类分,有核酸、蛋白质、生物组织碎片甚至完整的活细胞;按工作原理分类,有杂交型、合成型、连接型、亲和识别型等。现代医学的核心是揭示疾病的发生、发展机制,其中基因或基因组水平上分子病理学研究则是最新、最深层次的病理学,人类所有疾病都直接或间接地与基因有关,组织芯片和基因芯片在这个关键环节上能定量地给出预测基因的信息,因此,致病基因或疾病相关基因的发现、定位、克隆和鉴定将是今后病理学中的焦点和亮点。

目前,最成功的生物芯片形式是以基因序列为分析对象的"微阵列(Microarray)",也被称为基因芯片(Gene chip)或 DNA 芯片(DNA chip)。DNA 芯片是将许多特定的 DNA 寡聚核苷酸或 DNA 片段(探针)固定在硅片、玻片、塑料片等芯片的每个预设的区域内,通过碱基互补配对原则进行杂交,检测对应片段是否存在、存在量的多少,以用于基因的功能研究和基因组研究、疾病的临床诊断和检测等众多方面。基因芯片技术是高效地大规模获取相关生物信息的主要手段,其突出特点在于高度的并行性、多样性、微型化和自动化,这些优点使它成为后基因组时代基因功能分析的最重要技术之一。

自 1995 年 Stanford 大学的 M.Schena 和 P.O.Brown 等发表了第一篇基因表达谱芯片的文章以来,基因芯片广泛用于基因功能的研究,尤其是在肿瘤发生的分子学方面。传统的肿瘤病理分类是建立在形态学的基础上,这种基于表型的分类存在着缺陷,如同一类肿瘤可能会出现临床表现的差异,对治疗敏感性的不同及预后迥异。因此,基因芯片在肿瘤病理基因分类中有潜在作用,目前仍没有一种共同的方法来进行癌的新分类(发现性分类 class discovery),或者将某个肿瘤划分到已知的分类中去(预测性分类 class prediction)。在肿瘤研究中,通过用表达谱芯片对来源于不同个体(患者)、不同组织、不同细胞周期、不同分化阶段、不同刺激(不同治疗阶段)的肿瘤细胞内的 mRNA 或逆转录后产物的 cDNA 与表达谱基因芯片进行杂交,从而对其表达的个体特异性、组织特异性、分化阶段特异性、病变特异性、刺激特异性进行综合分析与判断,发现某个或几个基因与肿瘤的关系。同时研究基因与基因之间的相互作用,对肿瘤个体可以研究肿瘤组织和正常组织基因表达在 mRNA 水平上的差异。如急性白血病、黑色素瘤、卵巢上皮细胞瘤、Ewing 瘤、卵巢癌、乳腺癌、肾细胞癌、前列腺癌、横纹肌瘤及肝癌等[22]。如李瑶等在研究人正常肝和肝细胞癌中将 4096 条人的 cDNA 制备成表达谱基因芯片,通过逆转录的方法制备肝与肝癌 cDNA 探针与表达谱芯片进行杂交与扫描,筛选出 903 条差异表达基因。在癌中表达增加的基因数目远远少于表达降低的基因数目,推测与癌细胞功能简单化有关,核糖体相关蛋白的降低也证明了这一点。Kaiwang 等发现在卵巢癌中线粒体相关蛋白表达增加而核糖体表达降低[23]。Derisi 等先用来自恶性肿瘤细胞系 UACC903 中的 1161 个 cDNA 克隆制成芯片,通过比较正常和肿瘤细胞表达差异,发现恶性肿瘤细胞的 p21 基因处于失活或关闭状态。Golub 利用 cDNA 芯片成功地区分了急性髓细胞性白血病和急性淋巴细胞性白血病,预期这种方法还能诊断出新的白血病种类[24]。Affymetrix 公司将 p53 基因全长序列和已知突变序列制成探针,集成在芯片上,可对 p53 基因突变相关的癌症进行早期诊断。在肾细胞癌的研究中 Moch 将肿瘤细胞芯片与基因芯片结合的方法能够快速的识别,并进一步评价基因在肿瘤生物学中的作用,从而将这种肿瘤基因标记物用于诊断和判断预后,并可成为此后治疗的靶目标[25]。

通过基因芯片技术对肿瘤的研究可以发现大量差异表达基因,即研究与肿瘤相关的基因群,既可以发现更多的肿瘤标记蛋白,用于临床诊断与治疗,亦有大规模研究新基因的初步功能。从基因学上进行肿瘤分类,从判断肿瘤细胞分子异质性上解释肿瘤患者临床表现的差异。同时,芯片提供了对未来评价肿瘤治疗的新手段。由于发现在肿瘤基因谱中成百上千的基因参与肿瘤恶性表型,提示新的肿瘤基因治疗或功能治疗手段将是瞄准信号传递的上游分子。组织芯片是继基因芯片和蛋白芯片之后生物芯片家庭的又一新成员。它的出现无疑将给病理、生理组织学研究开辟出一片新天地。

组织芯片制备技术是适应组织学研究的需要而产生的。它将基因、蛋白水平的研究与组织形态学特征相结合,使应用同一实验指标同时快速研究大量不同组织样本的设想成为现实,减少了实验误差,同时可以上百倍地提高病理组织学研究的效率、节约实验材料和试剂,对于原始病理资料的保存和大样本的回顾性研究具有重大的意义。

　　随着基因芯片和组织芯片技术的不断应用,组织病理学家的作用将面临转变,即在肿瘤基因分型的时候不再把重点仅放在组织学改变上。分子病理学家也应该全面地评价包括遗传风险和肿瘤类型在内的各种因素,为临床医生确定治疗策略提供更多的资料。有人预言:生物芯片将为整个生命期中疾病预防提供永久性"线路图",该项技术的应用前景看好,不仅将用于许多创新性的研究,如肿瘤发生机制的研究等,而且还将代替传统体格检查和疾病诊断方法,尽早预知疾病。当代与信息产业相伴随的计算机、精密机械等科学技术是大规模解析基因信息的基础,而基因芯片从实验室走向工业化却是直接得益于探针固相原位合成技术和照相平版印刷技术的有机结合、双色荧光探针杂交系统的建立以及激光共聚焦显微扫描技术的引入。它使合成、固定高密度的数以万计的探针分子切实可行,而且借助激光共聚焦显微扫描技术使得可以对杂交信号进行实时、灵敏、准确的检测和分析。1992 年,Affymatri x 公司 Fodor 领导的小组运用半导体照相平板技术,对原位合成制备的 DNA 芯片作了首次报道,这是世界上第一块基因芯片。1995 年,Stanford 大学的 P. Brown 实验室发明的第一块以玻璃为载体的基因微矩阵芯片及美国国立研究院(NIH)首先报道的组织芯片技术标志着基因芯片与组织芯片技术进入了广泛研究和应用的时期。

<h2 style="text-align:center">参 考 文 献</h2>

[1] Weiss LM,Hu E,Wood GS et al. Clonal rearrangements of T cell receptor genes in mycosis fungoides and dermatopathic lympHadenopathy.N Engl J Med, 1985, 313:539~544

[2] Kurzrock R,Gutterman JU,Talpaz M.The molecular genetics of Philadelphia chromosome-positive leukemias.N Engl J Med, 1988, 319:990~998

[3] Nowell PC.Cytogenetic approaches to human cancer genes.FASEB J, 1994,8:408~413

[4] el-Naggar AK, Batsakis JG, Teague K et al.Acridine orange How cytometric analysis of renel cell carcinoma.Clinicopathologic implications of RNA content.Am J Pathol, 1990,137:275~280

[5] Clar KGM,Dressler LG,Owens MA et al.Prediction of relapse or survival in patients with node-negative breast cancer by DNA flow cytometry.N Engl J Med, 1989,320:627~633

[6] 孟刚.病理申请单中的各项内容在病理诊断中的价值.诊断病理学杂志,2000,7(2):87~89

[7] Martin HE,Ellis EB.Biopsy by needle puncture and aspiration.Ann Surg,1930,92:169

[8] Frable WJ.Needle aspiration biopsy :past,present,and future.Hum Pathol, 1989,20:504~517

[9] 余小荣,张长淮,黄受方等.提高乳腺肿物针吸细胞学诊断正确率措施的探讨.中华病理学杂志, 1997,26:334~336

[10] 孔祥田,夏同礼,密培等.经直肠前列腺针吸荧光细胞学诊断前列腺癌.中华病理学杂志, 1996,25(4):244~245

[11] Schenck U,Schill UB.Cytology of the human seminiferous epithelium.Acta cytol, 1988,32:689~697

[12] Weinstein RS,Kuszak JR,Kluskens LF et al.P-glycoproteins in pathology:the multidrug resistance gene family in humans.Hum Pathol,1990,21:34~48

[13] Landefeld CS,Chren M M,Myers A et al.Diagnostic yield of the autopsy in a university hospital and a community hospital.N Engl J Med,1988,318:1249~1254

[14] Burton EC,Troxclair DA,Newman WP Ⅲ.Autopsy diagnoses of malignant neoplasms:how often are clinical diagnoses incorrect? JAMA,1998,280:1245~1248

[15] Goldman L,Sayson R,Robbins S et al.The value of the autopsy in three medical eras.N Engl J Med,1983,308:1000~1005

[16] Fransje A,Castelijns J,Janine E et al.Epidermal cell kinetics by combining in situ hybridization and immunohistoche-mistry.Histochemical Jounal,1998,30:969~977

[17] Grino M and Zamora A. An in situ hybridization histochemistry technique allowing simultaneous visualization by the use of confocal microscopy of three cellular mRNA species in individual neurons.The Journal of Histochemistry & cytochem-istry,1998,46(6):753~759

[18] 张树辉,魏泓,史景泉. 比较基因组杂交技术在肿瘤病理研究中的应用. 临床与实验病理学杂志,1999,15(4):330~332

[19] Marchio A,Meddeb M,Pineau P et al.Recurrent chromo somal abnormalities in hepatocellular carcinoma deteced by comparative genomic hybridizatiom.Genes Chromosomes Cancer,1997,18(1):59~65

[20] Telemedicine-Telepathology, components of a Telepathology System. http://WWW.Vtmednet.org /telemedicine/path.htm.15 Jul 1997

[21] Sugai T, Uesugi N, Habano W et al.DNA mapping of gastric cancer using flow cytometric analysis.Cytometry, 2000, 42(5):270~276

[22] 李瑶,裘敏燕,吴超群等. 用基因表达谱芯片研究人正常肝和肝细胞癌中差异表达的基因. 遗传学报,2000,27

[23] Wang K, Gan L, Jeffery E et al.Monitoring gene expression profile changes in ovarian carcinomas using cDNA microarray.Gene, 1999,229(1-2):101~108

[24] Goiub TR. Molecular classification of cancer:class discovery and class prediction by gene expression monitoring.Science,1999,286:531~537

[25] Moch H,Schraml P,Bubendorf L et al. High-throughput tissue miroarary analysis to evaluate genes uncovered by cDNA microarray screening in renal cell carcinoma.Am J Pathol,1999,154:981~986

[16] [illegible] Simultaneous [illegible] of [illegible] cell [illegible] by combining [illegible] dextran and [illegible] Histochem Cytochem, 1998, 20: [illegible]~577

[17] [illegible] M and [illegible] A. An [illegible] hybrid [illegible] [illegible] by the use [illegible] [illegible]: 1998, [illegible]

[18] [illegible]

[19] [illegible] A, [illegible] M, [illegible] et al. [illegible] comparative genomic hybridization. Genes Chromosomes Cancer, 1998, 18(1): 59~65

[20] [illegible] Telepathology. [illegible] http://www.[illegible]/path.htm. 15 Jul 1997

[21] [illegible] DNA mapping of gastric cancer using flow cytometric analysis. Cytometry, 2000, 42(5): [illegible]~76

[22] [illegible]，2000, 22

[23] Wang K, Gan L, [illegible] et al. Monitoring gene expression profile changes in ovarian carcinomas using cDNA microarray. Gene, 1999, 229(1-2): 101~108

[24] Golub TR. Molecular classification of cancer: class discovery and class prediction by gene expression monitoring. Science, 1999, 286(5439): 531~537

[25] Moch H, Schraml P, Bubendorf L, et al. High-throughput tissue microarray analysis to evaluate genes uncovered by cDNA microarray screening in renal cell carcinoma. Am J Pathol, 1999, 154(4): 981~986